伦理审查体系认证标准与审核指南

主编：熊宁宁

主审：王思成，李昱，徐春波

副主编（按姓氏的拼音字母排序）：

曹毅，樊民胜，胡晋红，李义庭，刘海涛，宋柏林，伍蓉

科学出版社

北京

内 容 简 介

涉及人的生物医学研究伦理审查体系认证是国家认证认可监督管理委员会批准的一项质量管理体系的自愿性认证。本书包括了伦理审查体系的认证标准、审核指南、审核工作表、以及认证规则四个部分。

开展涉及人的生物医学研究的组织机构应当依据研究和伦理相关的法律、法规、政策和指南，建立伦理审查及其支持系统，包括组织机构、伦理委员会、伦理委员会办公室、研究人员四个部分。在这个体系框架中，各部门和人员遵循相关法律、法规、政策和指南，遵循公认的伦理准则，相互协作，实现保护受试者权益和安全的目标。

本书为开展涉及人的生物医学研究的组织机构建立伦理审查体系，实现受试者保护的目标提供了标准和指导，并可作为开展伦理审查体系认证活动的依据。

图书在版编目（CIP）数据

伦理审查体系认证标准与审核指南 / 熊宁宁主编. —北京：科学出版社，2021.1

ISBN 978-7-03-067921-5

Ⅰ. ①伦… Ⅱ. ①熊… Ⅲ. ①医学伦理学-检查-指南 Ⅳ. ①R-052

中国版本图书馆CIP数据核字（2021）第005473号

责任编辑：鲍　燕 / 责任校对：郑金红
责任印制：赵　博 / 封面设计：北京图阅盛世文化传媒有限公司

科 学 出 版 社 出版

北京东黄城根北街16号
邮政编码：100717
http://www.sciencep.com

固安县铭成印刷有限公司印刷
科学出版社发行　各地新华书店经销

*

2021年1月第 一 版　开本：850×1168　1/16
2024年1月第四次印刷　印张：8 1/4
字数：208 000
定价：58.00元
（如有印装质量问题，我社负责调换）

编者名单

主编：
熊宁宁（南京中医药大学附属医院）

主审：
王思成（国家中医药管理局）
李昱（国家中医药管理局）
徐春波（世界中医药学会联合会）

副主编（按姓氏的拼音字母排序）：
曹毅（浙江省中医院）
樊民胜（上海中医药大学）
胡晋红（上海长海医院）
李义庭（首都医科大学）
刘海涛（瑞士卫森医药咨询有限公司）
宋柏林（长春中医药大学）
伍蓉（上海华山医院）

编委（按姓氏的拼音字母排序）：
白彩珍（首都医科大学附属北京天坛医院）
白桦（北京协和医院）
曾朝辉（湖南中医药高等专科学校附属第一医院）
陈虎（沧州市中心医院）
陈晓云（上海龙华医院）
程金莲（首都医科大学附属北京中医医院）
耿希（上海曙光医院）
顾翠峰（上海曙光医院）
关梓桐（世界中医药学会联合会）
何菲（南昌市洪都中医院）
何丽云（中国中医科学院）
黄瑾（上海岳阳医院）
贾景蕴（天津中医药大学第一附属医院）
贾艳艳（西京医院）
黎欣盈（广州中医药大学第一附属医院）
李素娟（济南市中心医院）
李晓彦（广东省中医院）
梁伟雄（广东省中医院）
刘芳（南京中医药大学附属医院）

刘建忠（湖北省中医院）

刘强（世界中医药学会联合会）

刘胜（上海龙华医院）

陆麒（上海仁济医院）

罗晓琼（成都中医药大学附属医院）

马俊坚（上海曙光医院）

母双（北京大学附属人民医院）

乔洁（中国中医科学院广安门医院）

桑志成（中国中医科学院望京医院）

商建伟（北京中医药大学东直门医院）

申丹（世界中医药学会联合会）

沈一峰（上海市精神卫生中心）

盛艾娟（北京佑安医院）

田宁（广东省中西医结合医院）

王春芳（河南中医药大学第一附属医院）

王典（南京中医药大学附属医院）

王卯（南京中医药大学附属医院）

文爱东（西京医院）

吴翠云（上海华山医院）

吴静（南京中医药大学附属医院）

伍晓晓（西京医院）

夏芸（北京中医药大学东方医院）

于萍（辽宁中医药大学附属医院）

于茜（南京中医药大学附属医院）

张军（南京中医药大学附属医院）

张念樵（广州中医药大学第一附属医院）

赵红佳（福建中医药大学附属人民医院）

訾明杰（中国中医科学院西苑医院）

邹冲（南京中医药大学附属医院）

前　言

国家中医药管理局于 2011 年 7 月颁布《中医药临床研究伦理审查平台建设规范》和《中医药临床研究伦理审查平台建设质量评估要点》（国中医药办科技发〔2011〕34 号），这是我国首部伦理审查平台建设规范和质量评估要点，首次明确要求临床研究基地应从组织机构、伦理委员会、伦理委员会办公室、研究人员等方面建立完整的受试者保护体系。

受国家中医药管理局委托，世界中医药联合会伦理审查委员会于 2012 年 11 月颁布《中医药临床研究伦理审查平台评估标准》（SCM-C 0001-2012），2013 年 9 月修订颁布《伦理审查体系评估标准》（SCM 0011-2013）。这是我国首部伦理审查体系评估的学会标准。

在国家中医药管理局的推动下，国家认证认可监督管理委员会于 2014 年 12 月批准《涉及人的生物医学研究伦理审查体系要求》（CNCA/CTS0008-2014），这是我国首部伦理审查体系的认证标准。同时，国家认证认可监督管理委员会批准世界中医药联合会为中医药研究伦理审查体系认证机构（CNCA-R-2014-175），这是我国首个伦理审查体系的认证机构。中国认证认可协会批准了我国第一批伦理审查体系认证的审核员。至此，创建完成了我国的伦理审查体系的认证标准，认证机构和审核员队伍。

从 2015 年起，我国开始了涉及人的生物医学研究伦理审查体系的认证工作，要求开展涉及人的生物医学研究的组织机构依据研究和伦理相关的法律、法规、政策和指南，建立伦理审查及其支持系统，包括组织机构、伦理委员会、伦理委员会办公室、研究人员四个部分。在这个体系框架中，各部门和人员遵循相关法律、法规、政策和指南，遵循公认的伦理准则，相互协作，实现保护受试者权益和安全的目标。

2020 年，我国颁布了新修订的《药物临床试验质量管理规范》，使得我国 GCP 与 ICH 技术指导原则的基本要求相一致。在此背景下，在国家中医药管理局的领导下，世界中医药学会联合会组织修订了伦理审查体系的认证标准和审核指南，并提交国家认证认可监督管理委员会备案。现在，本书的出版，希望能够继续推进我国伦理审查体系的认证工作，规范伦理审查体系的管理，提高伦理审查的能力，对我国涉及人的生物医学研究的受试者保护工作发挥积极的促进作用。

编者

2020 年 12 月

目　录

第一部分　认证标准

涉及人的生物医学研究伦理审查体系要求

国家认证认可监督管理委员会备案号：HRPS/CTS 01-2020

涉及人的生物医学研究伦理审查体系要求

1 范围

依据《中华人民共和国认证认可条例》，开展涉及人的生物医学研究伦理审查体系的认证工作。

本标准规定了伦理审查体系的基本要求和衡量要素，明确了涉及人的生物医学研究受试者保护的要求。

本标准适用于涉及人的生物医学研究伦理审查体系的认证。

2 术语与定义

涉及人的生物医学研究：以人为受试者，或者使用可识别身份的人体材料和数据，为了解疾病的原因、发展和结果，改进预防、诊断和治疗而进行的研究活动。例如：临床试验，流行病学研究，利用医学记录或人的其他信息的研究，利用保存的人的生物标本的研究，卫生系统的研究等。

伦理审查体系：开展涉及人的生物医学研究的组织机构依据研究和伦理相关的法律、法规、政策和指南建立的伦理审查及其支持系统，包括组织机构、伦理委员会、伦理委员会办公室、研究人员四个部分。在这个体系框架中，各部门和人员遵循相关法律、法规、政策和指南，遵循公认的伦理准则，相互协作，实现保护受试者权益和安全的目标。

组织机构：开展涉及人的生物医学研究的机构，包括医疗卫生机构、科研院所、高等院校等。开展药物临床试验和医疗器械临床试验的组织机构，应当依法完成药物临床试验机构和医疗器械临床试验机构的备案。开展涉及人的生物医学研究的组织机构，亦称作研究机构。

伦理委员会：一个由医学、药学及其他背景人员组成的委员会，其职责是通过对研究方案及其修正案、获取受试者知情同意的方法和书面文件等材料进行独立的审查、同意或提出建议，并对研究进行跟踪审查，以确认研究所涉及的人类受试者的权益和安全受到保护。

伦理委员会办公室：为伦理委员会提供审查事务服务的一个支持部门。

研究者：一位实施临床研究并对临床研究质量和受试者权益和安全负责的研究现场的负责人，例如在研究现场由一组人员实施研究，研究者则为该组人员的负责人，亦可称为主要研究者。

研究人员：由研究者授权在研究现场执行研究相关程序和/或做出研究相关决定的人员，例如研究医师，研究护士，研究助理等。

3　组织机构

　　组织机构应当建立伦理审查体系的组织架构，明确相关部门和人员的职责，相互协作，以全面履行研究和伦理相关法律、法规、政策和指南所要求的受试者保护的职责。

　　组织机构将受试者保护的原则应用于所有涉及人的生物医学研究项目，不论其经费资助来源、研究类型，或研究实施地点。

　　伦理委员会是伦理审查体系的一个组成部分。伦理审查体系通过其他各部门和人员的协作和支持，使伦理委员会能够更有效地履行受试者保护的职责。

3.1　伦理审查体系的组织管理

3.1.1　体系管理

A.　组织机构应当委派一位机构高层领导负责伦理审查体系的管理工作。

B.　组织机构应当建立伦理审查体系的组织架构，明确界定各相关管理部门、伦理委员会、伦理委员会办公室、以及研究者和研究人员的受试者保护职责。

C.　组织机构应当列出伦理审查体系所遵循的法律、法规、政策和指南，依法制定并执行伦理审查体系的管理制度和操作程序。

3.1.2　研究项目管理

A.　伦理审查体系监督管理的范围应当涵盖所有涉及人的生物医学研究项目。

B.　组织机构应当遵循程序规定对研究项目进行科学审查，并使科学审查与伦理审查的程序相协调。

C.　临床试验机构应当确认药物/医疗器械临床试验项目获得了政府药品监督管理部门的同意，或已按要求备案，或满足豁免同意/备案的条件，并确保试验用药物和试验用医疗器械的管理和使用符合法律法规的要求。

D.　组织机构的跨国研究活动应当符合公认的伦理准则，遵循相同的受试者保护标准，同时遵循研究所在国的法律、法规，并考虑当地的文化背景。

3.1.3　利益冲突管理

A.　组织机构应当识别和管理组织机构的经济利益冲突，使该利益冲突的影响最小化。

B.　组织机构应当识别和管理研究者和研究人员的经济利益冲突，使该利益冲突的影响最小化。

3.1.4　合同管理

A.　组织机构应当通过合同约定，或者有机制保证，如果受试者发生与研究相关的损害可以获得免费医疗和补偿。

B.　药物/医疗器械临床试验的合同应当约定，申办者在研究的监查和稽查中发现可能影响受试者安全或临床试验实施的严重或持续偏离方案，应当及时向临床试验机构和伦理委员会报告。

C.　药物/医疗器械临床试验的合同应当约定，申办者负责分析评估任何来源的安全性相关信息，并按照 GCP 和相关法规指南向研究者及临床试验机构、伦理委员会提交安全性报告。

D. 药物/医疗器械临床试验的合同应当约定，公开研究结果的计划，以及申办者和研究者在公开研究结果中的责任和分工。

E. 药物/医疗器械临床试验的合同应当约定，研究结束后如果发现涉及受试者重大健康问题且具有直接临床意义的信息，申办者应当向研究者和临床试验机构报告。

F. 组织机构应当对药物/医疗器械临床试验的合同进行审计，其中包括合同应当约定的受试者保护的责任条款。

3.1.5 经费管理

A. 组织机构应当规定计财部门负责研究经费和伦理审查经费的统一管理，以书面正式文件的方式规定并公开伦理审查项目的收费标准，伦理委员会委员审查劳务费的支出标准。

B. 组织机构应当设立研究风险基金或者其他预算科目，用于列支受试者与研究相关损害的医疗费用和补偿。

3.1.6 培训管理

A. 组织机构应当制定并执行培训计划，帮助伦理审查体系相关人员提高与其职责相关的受试者保护的知识和技能。

3.1.7 与受试者的沟通交流

A. 组织机构应当为受试者建立一个可信任的渠道，使他们可以向独立于研究人员且知晓研究项目情况的部门提出诉求和意见。

B. 组织机构应当开展医学研究和伦理审查的宣传活动，帮助公众更好的理解涉及人的生物医学研究和伦理委员会的审查职能。

3.1.8 资源管理

A. 组织机构应当保证伦理审查体系的管理和运行拥有足够的资源。

B. 组织机构可以通过协作伦理审查或委托伦理审查，共享伦理审查资源。

3.1.9 质量管理

A. 组织机构应当对伦理审查体系的符合性和运行的有效性进行内部审核。

B. 组织机构应当对伦理审查体系的持续适宜性，充分性和有效性进行管理评审。

C. 组织机构伦理审查体系的管理人员应当与研究者和研究人员进行开放式的沟通交流，对其所关注的伦理审查体系的问题和提出的建议做出回应。

D. 组织机构应当对违反伦理准则的研究行为采取纠正和纠正措施。

3.2 伦理委员会的组织管理

A. 组织机构负责构建伦理委员会的组织架构，负责伦理委员会的组建或换届。

B. 组织机构应当定期组织对伦理委员会组成人员履职能力的考核，必要时加以调整。

C. 组织机构应当将伦理审查职能与存在竞争关系的研究业务发展利益或商业利益分开。

D. 组织机构应当授予伦理委员会独立审查的职能和权力。

E. 组织机构应当识别和管理伦理委员会委员和独立顾问的利益冲突,使该利益冲突的影响最小化。

4 伦理委员会

伦理委员会通过伦理审查履行受试者保护的职责。伦理委员会依据研究和伦理相关的法律、法规、政策和指南,依据同意研究的标准,审查和同意一项研究。伦理委员会以跟踪审查的方式对其同意的研究进行监督。伦理委员会委员利用审查工作表,以保证在审查中考量了所有相关的伦理准则和要点。

4.1 审查

A. 伦理委员会应当审查并确认研究具有科学价值和社会价值。

B. 伦理委员会应当审查并确认受试者的风险最小化,确认受试者的风险与其参加研究的预期获益(如有)以及可以合理预期产生的知识的重要性相比是合理的。

C. 伦理委员会应当审查并确认在适当的情况下,研究有合适的数据安全监查计划。

D. 伦理委员会应当基于对研究目的,进行研究的环境,涉及弱势群体研究的特殊问题,选择标准和招募程序的考虑,审查并确认受试者的选择是公平的。

E. 伦理委员会应当审查并确认将征求每位潜在受试者或其监护人的知情同意,确认获取知情同意过程的计划安排和知情同意文件提供的信息符合规范要求,并有适当的文件证明知情同意。

F. 伦理委员会应当审查并确认在适当的情况下,研究有合适的规定以保护受试者的隐私。

G. 伦理委员会应当审查并确认在适当的情况下,研究有合适的规定以维护数据的机密性。

H. 伦理委员会应当审查并确认当部分或所有受试者可能容易受到胁迫或不当影响时,研究包括附加的保护措施,以保护这些受试者的权益和安全。

4.2 决定

A. 伦理审查会议应当对研究项目进行充分的讨论,形成明确的审查意见后提请表决。

B. 伦理委员会应当按照同意研究的标准,做出同意,必要的修改后同意,不同意,终止或暂停已同意的研究的审查决定。

5 伦理委员会办公室

伦理委员会办公室是伦理委员会履行审查职责的支持部门,负责审查事务的管理,文件与信息的管理。

5.1 审查事务管理

A. 伦理委员会办公室应当定义伦理审查的送审类别,规定送审程序和送审文件清单。

B. 伦理委员会办公室应当根据初始审查、跟踪审查和复审的性质,选择合适的审查方式。

C. 伦理委员会办公室应当遵循程序规定,选择胜任的主审委员。

D. 伦理委员会办公室应当根据审查需要咨询的问题,聘请合适的独立顾问。

E. 伦理委员会办公室负责组织审查会议，安排会议时间，制定会议日程，保证委员的审查能够获得足够的信息，并保证会议符合法定人数。

F. 伦理委员会办公室应当有效和及时地传达伦理审查的决定。

5.2 文件与信息管理

A. 伦理委员会办公室应当保存一套完整的管理类文档和审查类文档，保证文档安全和保密，允许授权人员查阅。审查项目文档的保存时间应当符合法规规定，并满足申办者的要求。

B. 伦理委员会办公室应当对伦理委员会的审查和决定形成文件记录。

C. 伦理委员会办公室应当有效管理年度/定期审查的信息，同意研究的有效期限的信息，以及待提交复审项目的信息。

6　研究者和研究人员

　　有资格、经验和能力、尽责的研究者和研究人员能为受试者提供最好的保护。作为受试者保护体系的一部分，组织机构应当认定研究者资格，培训和提高研究者和研究人员保护受试者的能力。

6.1 遵循伦理准则

A. 研究者和研究人员应当遵循伦理审查体系的监管要求，知晓哪些活动属于涉及人的生物医学研究，并在伦理审查体系的监管范围内，必要时寻求指导。

B. 研究者和研究人员应当遵循利益冲突管理规定，识别并公开经济利益冲突，使该利益冲突的影响最小化。

C. 研究者应当依据专业标准，并以最大限度减少受试者风险的方式设计一项研究。

D. 研究者开展每项研究，应当确定具备保护受试者所需的资源。

E. 研究者和研究人员应当以公平的方式招募受试者。

F. 研究者和研究人员应当采用与研究类型和受试人群相适应的知情同意过程及文件，帮助受试者在知情、理解和自愿的基础上做出决定。

G. 研究者和研究人员应当关注并以适当的方式回应受试者的担忧、抱怨或信息要求。

6.2 规范实施研究

A. 研究者应当具有研究职能所要求的资格，负责做出医学判断和临床决策的研究者和研究人员应当具有执业医师资格。

B. 研究者负责授权研究人员，委派合适的研究任务和责任，并对研究保持适当的监管，确保研究人员履行所授权的职责，产生可靠的数据。

C. 研究者和研究人员应当遵循 GCP 和临床研究相关的法律法规，遵循伦理委员会同意的方案开展研究。

D. 研究者和研究人员应当遵循 GCP 和临床研究相关的法律法规，组织机构的制度和程序，以及伦理委员会的报告要求，对研究过程中发生的应当报告的事项提交报告。

7. 参考文献

- 中华人民共和国认证认可条例，2016
- 中国合格评定国家认可委员会：CNAS-CC01_2015 管理体系认证机构要求，2015
- 中华人民共和国执业医师法，1998
- 中华人民共和国药品管理法，2019
- 国务院：医疗器械监督管理条例，2014
- 国家药品监督管理局，国家卫生健康委员会：药物临床试验质量管理规范，2020
- 国家卫生和计划生育委员会：涉及人的生物医学研究伦理审查办法，2016
- 国家卫生和计划生育委员会：医疗卫生机构开展临床研究项目管理办法，2014
- 国家中医药管理局：中医药临床研究伦理审查管理规范，2010
- ICH Expert Working Group: ICH E6_R2_Step_4: Guideline for Good Clinical Practice，2016
- WMA：Declaration of Helsinki，Ethical Principles for Medical Research Involving Human Subjects，2013
- WHO：Standards and Operational Guidance for Ethics Review of Health-related Research with Human Participants，2011
- CIOMS：International Ethical Guidelines for Health-related Research Involving Humans，2016
- AAHRPP (Association for the Accreditation of Human Research Protection Programs, Inc)：Evaluation Instrument for Accreditation，2018
- Code of Federal Regulations Title21 Part 56.111 of the Food and Drug Administration

第二部分　审核指南

涉及人的生物医学研究伦理审查体系
认证审核指南

认证机构文件编号：CTS 01-2020

涉及人的生物医学研究伦理审查体系认证审核指南

1 范围

依据《中华人民共和国认证认可条例》，开展涉及人的生物医学研究伦理审查体系的认证工作。

《涉及人的生物医学研究伦理审查体系要求》规定了伦理审查体系的基本要求和衡量要素，明确了涉及人的生物医学研究受试者保护的要求，适用于涉及人的生物医学研究伦理审查体系的认证。

2 术语与定义

涉及人的生物医学研究：以人为受试者，或者使用可识别身份的人体材料和数据，为了解疾病的原因、发展和结果，改进预防、诊断和治疗而进行的研究活动。例如：临床试验，流行病学研究，利用医学记录或人的其他信息的研究，利用保存的人的生物标本的研究，卫生系统的研究等。

伦理审查体系：开展涉及人的生物医学研究的组织机构依据研究和伦理相关的法律、法规、政策和指南建立的伦理审查及其支持系统，包括组织机构、伦理委员会、伦理委员会办公室、研究人员四个部分。在这个体系框架中，各部门和人员遵循相关法律、法规、政策和指南，遵循公认的伦理准则，相互协作，实现保护受试者权益和安全的目标。

组织机构：开展涉及人的生物医学研究的机构，包括医疗卫生机构、科研院所、高等院校等。开展药物临床试验和医疗器械临床试验的组织机构，应当依法完成药物临床试验机构和医疗器械临床试验机构的备案。开展涉及人的生物医学研究的组织机构，亦称作研究机构。

伦理委员会：一个由医学、药学及其他背景人员组成的委员会，其职责是通过对研究方案及其修正案、获取受试者知情同意的方法和书面文件等材料进行独立的审查、同意或提出建议，并对研究进行跟踪审查，以确认研究所涉及的人类受试者的权益和安全受到保护。

伦理委员会办公室：为伦理委员会提供审查事务服务的一个支持部门。

研究者：一位实施临床研究并对临床研究质量和受试者权益和安全负责的研究现场的负责人，例如在研究现场由一组人员实施研究，研究者则为该组人员的负责人，亦可称为主要研究者。

研究人员：由研究者授权在研究现场执行研究相关程序和/或做出研究相关决定的人员，例如研究医师，研究护士，研究助理等。

3　组织机构

组织机构应当建立伦理审查体系的组织架构，明确相关部门和人员的职责，相互协作，以全面履行研究和伦理相关法律、法规、政策和指南所要求的受试者保护的职责。

组织机构将受试者保护的原则应用于所有涉及人的生物医学研究项目，不论其经费资助来源、研究类型，或研究实施地点。

伦理委员会是伦理审查体系的一个组成部分。伦理审查体系通过其他各部门和人员的协作和支持，使伦理委员会能够更有效地履行受试者保护的职责。

3.1　伦理审查体系的组织管理

3.1.1　体系管理

3.1.1A　组织机构应当委派一位机构高层领导负责伦理审查体系的管理工作。

> **体系的领导**

组织机构应当将伦理审查体系的管理责任委派给一位机构高层领导。委派应当有书面记录。

组织机构的书面文件应当说明伦理审查体系领导者的职责。

伦理审查体系领导者应当了解伦理审查体系管理相关的法律、法规、政策和指南，应当熟悉伦理审查体系各相关管理部门、伦理委员会、伦理委员会办公室、以及研究者和研究人员的职责，履行伦理审查体系运行和维护的管理职责，并直接参与伦理审查体系的资源配置。

3.1.1B　组织机构应当建立伦理审查体系的组织架构，明确界定各相关管理部门、伦理委员会、伦理委员会办公室、以及研究者和研究人员的受试者保护职责。

> **体系的组织架构**

组织机构应当在其现有的组织架构和部门职责基础上，建立伦理审查体系的组织架构，明确伦理审查体系所要求的研究项目管理、利益冲突管理、合同管理、经费管理、培训管理、与受试者的沟通交流、资源管理、质量管理等事项的管理部门，明确界定各相关管理部门、伦理委员会、伦理委员会办公室、以及研究者和研究人员的受试者保护职责。

3.1.1C　组织机构应当列出伦理审查体系所遵循的法律、法规、政策和指南，依法制定并执行伦理审查体系的管理制度和操作程序。

> **列出体系所遵循的法律、法规**

组织机构书面文件应当列出伦理审查体系所遵循的我国法律、法规、政策和指南，以及相关的国际指南，例如赫尔辛基宣言，ICH GCP，WHO 以及 CIOMS 的伦理指南。

组织机构开展涉及基因检测、遗传信息等研究，还应当列出所遵循的我国法律、法规、政策和指南，以及适用的国际指南。

规则差异的处理原则：①规则的法律地位：上位法优于下位法。②规则的适用性：规则的法律地位相等，则根据事项的具体情况，采用适用的规定。必要时，咨询法律顾问。

> **依法制定体系的管理制度和程序**

组织机构应当依法制定并执行伦理审查体系的管理制度、指南和操作程序。

当研究和伦理相关的法律、法规、政策和指南修订后，或者涉及人的生物医学研究伦理审查体系认证标准修订后，组织机构应当及时组织审核、修订伦理审查体系的管理制度、指南和操作程序。

内部审核、认证审核、政府检查发现伦理审查体系不符合的问题时，组织机构应当对所发现的问题进行纠正，必要时对伦理审查体系的管理制度、指南和操作程序进行审核、修订。

伦理审查体系相关人员应当获得有关规则文件

伦理审查体系各相关管理部门的人员、伦理委员会委员和秘书、以及研究者和研究人员应当获得与其岗位相关的伦理审查体系制度、指南和操作程序，相关的法律、法规、政策和指南。

当研究和伦理相关的法律、法规、政策和指南更新后，以及组织机构伦理审查体系制度、指南和操作程序更新后，伦理审查体系相关人员应当获得更新后的文件。

组织机构应当保存伦理审查体系制度、指南和操作程序文件的分发与回收记录。

3.1.2 研究项目管理

3.1.2A 伦理审查体系监督管理的范围应当涵盖所有涉及人的生物医学研究项目。

> **体系的监管范围涵盖所有涉及人的生物医学研究**

伦理审查体系监督管理的范围应当涵盖本机构承担的，以及在本机构内实施的所有涉及人的生物医学研究（包括利用可识别身份的人体材料和数据），不论其经费资助来源、研究类型，或研究实施地点。

组织机构书面文件应当定义"涉及人的生物医学研究"。

组织机构书面文件应当说明判断一项活动是否属于涉及人的生物医学研究的程序，包括判断的责任者，判断的标准和时限，保证判断准确性的措施，告知研究者其承担的研究项目是否在伦理审查体系监管的范围内，并知晓应当提交伦理审查的项目都获得了伦理委员会的审查同意（参见 5.1F）。该责任者应当熟悉法规、组织机构的政策和研究的性质；应当有权代表组织机构。

组织机构书面文件应当说明本机构的哪些活动不在伦理审查体系监督管理的范围内，例如常规医疗质量或疾病发病率的监测与评估，医疗病例的个案报告，履行法定职责的疾病监控。

3.1.2B 组织机构应当遵循程序规定对研究项目进行科学审查，并使科学审查与伦理审查的程序相协调。

> **科学审查**

科学审查的程序

研究项目的科学审查可以由专家委员会进行审查，也可以由伦理委员会审查，或者两者兼有。组织机构可以根据研究项目的具体情况，制定并采用合适的科学审查程序。

无论采用何种科学审查的程序，科学审查的人员都应当具备相关专业知识，采用适用的专业标准、以及最大限度减少受试者风险的标准来评估研究。

科学审查与伦理审查的程序相协调

如果不是由伦理委员会对研究项目进行科学审查，组织机构的科学审查应当包括评估研究是否符合以下两条伦理审查同意研究的标准：

- 受试者风险最小化（参见 **4.1B**）。
- 受试者的风险与其参加研究的预期获益（如有）以及可以合理预期产生的知识的重要性相比是合理的（参见 **4.1B**）。

科学审查的结果应当作为伦理审查同意程序的一部分，以正式的书面方式告知伦理委员会，以便伦理委员会审查判断该研究项目是否满足伦理审查同意研究的标准。

3.1.2C 临床试验机构应当确认药物/医疗器械临床试验项目获得了政府药品监督管理部门的同意，或已按要求备案，或满足豁免同意/备案的条件，并确保试验用药物和试验用医疗器械的管理和使用符合法律法规的要求。

> ➤ **药物和医疗器械临床试验**

临床试验项目的合规性

药物临床试验机构和医疗器械临床试验机构的研究立项管理应当确认药物临床试验项目和医疗器械临床试验项目获得了政府药品监督管理部门的同意，或已按要求备案，或符合豁免同意/备案的条件。

试验用药物和试验用医疗器械的管理

药物临床试验机构和医疗器械临床试验机构依法制定并执行试验用药物和试验用医疗器械的管理制度和程序。

药物临床试验机构和医疗器械临床试验机构可以根据试验用药物和试验用医疗器械的管理方式，采用相应的管理措施，以确保试验用药物和试验用医疗器械仅在批准的临床试验项目中使用，并在授权的研究者指导下使用：

- 按项目管理：临床试验机构应当审核并确认每一项临床试验的试验用药物和试验用医疗器械的管理计划符合研究方案，符合相关法律法规，并确认对研究人员进行了适当的培训。
- 集中管理：临床试验机构设立试验药房，集中管理试验用药物和适合集中管理的试验用医疗器械，只有在具有资格的研究人员的处方/医嘱下才能发放试验用药物和试验用医疗器械。

同情使用临床试验用药物

对正在开展临床试验的用于治疗严重危及生命且尚无有效治疗手段的疾病的药物，经医学观察可能获益，并且符合伦理原则的，经审查、知情同意后可以在开展临床试验的机构内用于其他病情相同的患者。

3.1.2D 组织机构的跨国研究活动应当符合公认的伦理准则,遵循相同的受试者保护标准,同时遵循研究所在国的法律、法规,并考虑当地的文化背景。

> #### 跨国研究

研究者经常在本国和其他国家进行研究。研究者和伦理委员会有责任确保在国外/境外开展的研究符合公认的伦理准则,达到组织机构主要场所研究活动受试者保护的同等水平,同时遵循研究所在国的法律、法规,并考虑当地的文化背景。

开展跨国研究的组织机构,应当具有相应的伦理审查程序,包括:

- 通过伦理委员会委员或聘请独立顾问,以确保对研究所在国的社会文化背景具有适当的专门知识,了解当地的法律法规。
- 确认研究所在国的研究者资格。
- 合适的初始审查、年度/定期审查、修正案审查的程序。
- 合适的知情同意程序和语言。
- 处理受试者抱怨、偏离方案、增加受试者风险或者显著影响临床试验实施的非预期问题的程序。
- 适当时,与当地伦理委员会进行沟通和协调的程序。

3.1.3 利益冲突管理

3.1.3A 组织机构应当识别和管理组织机构的经济利益冲突,使该利益冲突的影响最小化。

> #### 组织机构的经济利益冲突管理

组织机构或关键的组织领导有时可能存在与保护受试者、维护研究的完整性和维护伦理审查体系信誉相冲突的经济利益。

政策和程序应当描述组织机构用于识别、管理此类利益的过程。

识别:组织机构的经济利益冲突

组织机构的经济利益冲突是指组织机构,关键的组织领导及其直系亲属的经济利益与保护受试者、维护研究的完整性和维护伦理审查体系公信力之间的利益竞争。

书面文件应当定义关键的组织领导,至少包括法人代表、研究管理部门的领导。

书面文件应当定义直系亲属,至少包括配偶。

书面文件应当定义应当公开和规范管理的组织机构的经济利益冲突的种类。例如,组织机构是药物/医疗器械临床试验项目的研究成果所有者、专利权人;申办者给予研究机构的捐赠;组织机构投资的项目等。

书面文件应当定义关键的组织领导和他们的直系亲属应当公开和报告的个人经济利益冲突的种类。例如,对组织机构正在审查或进行的研究拥有专利或所有权利益;存在的投资关系;拥有与研究产品有竞争关系的类似产品的经济利益等。

书面文件应当规定任何数额的个人经济利益冲突都应当公开和报告。

书面文件应当定义需要采取管理措施的个人经济利益冲突的数额。例如,超过医生的年平均收入。

管理：组织机构的经济利益冲突

组织机构是研究成果的转让方或所有者、专利权人，本机构应当不承担该项目上市注册申请的临床试验。

接受社会捐赠资助必须以法人名义进行，捐赠资助财物必须由组织机构指定的部门统一管理，严格按照捐赠协议约定开展公益非营利性业务活动。

书面文件应当规定关键的组织领导经济利益冲突报告的管理部门和程序。

法人代表与其所签署的研究项目合同方存在个人经济利益冲突应当主动声明，如果超过需要采取管理措施的个人经济利益冲突的数额，应当授权其他人签署合同。

研究管理部门领导与其管理的研究项目申办者存在个人经济利益冲突应当主动声明，如果超过需要采取管理措施的个人经济利益冲突的数额，应当不参与该项目的立项审批。

3.1.3B 组织机构应当识别和管理研究者和研究人员的经济利益冲突，使该利益冲突的影响最小化。

➤ **研究者和研究人员的经济利益冲突管理**

研究者和研究人员有时可能存在与保护受试者、维护研究的完整性和维护伦理审查体系信誉相冲突的经济利益。

政策和程序应当描述组织机构用于识别、管理此类利益的过程。

识别：研究者和研究人员的经济利益冲突

研究者和研究人员的经济利益冲突是指个人及其直系亲属的经济利益与保护受试者、维护研究的完整性和维护伦理审查体系公信力之间的利益竞争。

书面文件应当定义研究者和研究人员应当公开和报告的个人经济利益冲突的种类，例如：与申办者存在授予任何专利许可或研究成果转让的关系；存在的投资关系；拥有与研究产品有竞争关系的类似产品的经济利益等。

书面文件应当规定任何数额的个人经济利益冲突都应当公开和报告。

书面文件应当定义需要采取管理措施的个人经济利益冲突的数额。例如，超过医生的年平均收入。

管理：研究者和研究人员的经济利益冲突

书面文件应当规定研究者和研究人员经济利益冲突声明的审查部门，以及审查程序。如果不是伦理委员会审查，应当规定审查结果与伦理委员会通报的程序，并允许伦理委员会有最终的权力来判断是否存在经济利益冲突及其管理。

研究者和研究人员应当遵循制度和程序要求公开声明个人的经济利益冲突。研究者和研究人员承担的每项研究均应当声明是否存在经济利益冲突。

如果超过需要采取管理措施的个人经济利益冲突的数额，审查部门可以考虑采取的相应管理措施。例如，向受试者或者其他研究人员公开利益；任命独立的第三方监督研究；不允许在申办者处拥有净资产的人员担任研究者；不允许有重大经济利益冲突的研究者和研究人员招募受试者和获取知情同意。

3.1.4 合同管理

3.1.4A 组织机构应当通过合同约定，或者有机制保证，如果受试者发生与研究相关的损害可以获得免费医疗和补偿。

> **研究相关损害的免费医疗和补偿**

政府资助、组织机构资助的研究，或者研究者发起（包括由其他第三方资助）的研究：组织机构与研究资助者的合同应当约定，如果受试者发生与研究相关的损害，谁负责提供医疗护理，谁负责支付医疗费用和补偿；或者，通过组织机构设立的研究风险基金或者其他财务预算科目来列支受试者与研究相关损害的医疗费用和补偿（参见 3.1.5B）。

药物/医疗器械临床试验：组织机构与申办者的合同应当约定，如果受试者发生与研究相关的损害，研究者和医疗机构负责提供医疗护理，申办者负责对试验相关损害的受试者支付相应的医疗费用和补偿。申办者购买了保险，并不能豁免申办者承担与试验相关损害的医疗费用和补偿的主体责任，包括向保险公司索赔的责任，向受试者先行赔付的责任，无需受试者提起诉讼。

3.1.4B 药物/医疗器械临床试验的合同应当约定，申办者在研究的监查和稽查中发现可能影响受试者安全或临床试验实施的严重或持续偏离方案，应当及时向临床试验机构和伦理委员会报告。

> **严重或持续偏离方案的报告**

组织机构与申办者签订的药物/医疗器械临床试验合同应当约定，申办者或者其委托的合同研究组织（CRO）在研究过程的监查或稽查中发现可能影响受试者安全或临床试验实施的严重或持续偏离方案，应当及时向临床试验机构和伦理委员会报告。

独立于研究机构的第三方伦理委员会、或区域伦理委员会如果与申办者没有直接联系，应当有机制保证其能够获得监查和稽查发现的可能影响受试者安全或临床试验实施的严重或持续偏离方案的报告副本。例如，研究者将报告副本提供给该伦理委员会。

3.1.4C 药物/医疗器械临床试验的合同应当约定，申办者负责分析评估任何来源的安全性相关信息，并按照 GCP 和相关法规指南向研究者及临床试验机构、伦理委员会提交安全性报告。

> **安全性报告**

组织机构与申办者签订的药物/医疗器械临床试验合同应当约定，申办者负责分析评估任何来源的安全性相关信息，并按照 GCP 和相关法规指南向研究者及临床试验机构、伦理委员会提交安全性报告，包括可疑且非预期严重不良反应的报告，其他潜在的严重安全性风险信息的报告，年度安全性报告。

独立于研究机构的第三方伦理委员会、或区域伦理委员会如果与申办者没有直接联系，应当有机制保证其能够获得安全性报告的副本。

3.1.4D 药物/医疗器械临床试验的合同应当约定，公开研究结果的计划，以及申办者和研究者在公开研究结果中的责任和分工。

➤ **公开研究结果**

组织机构与申办者签订的药物/医疗器械临床试验的合同应当约定，公开研究结果的计划，以及申办者和研究者在公开研究结果中的责任和分工。

公开研究结果的要求：

- 研究所有阴性的、不确定的和阳性的结果，以及这些结果所基于的去标识化的数据都应当发表或以其他方式公开。
- 任何研究结果的出版或报告都应当说明是哪个伦理委员会审查同意的研究。
- 有关资金的来源，机构的隶属关系和利益冲突也应当在出版物中公开。

3.1.4E 药物/医疗器械临床试验的合同应当约定，研究结束后如果发现涉及受试者重大健康问题且具有直接临床意义的信息，申办者应当向研究者和临床试验机构报告。

➤ **研究结束后发现受试者重大健康信息的报告**

在某些情况下，研究设计和实施阶段没有预期到，但在研究结束后发现涉及受试者重大健康问题且具有直接临床意义的信息。研究者和研究机构有责任将此类信息告知参加该项研究的受试者。

组织机构与申办者签订的药物/医疗器械临床试验的合同应当约定，研究结束后发现涉及受试者重大健康问题且具有直接临床意义的信息，申办者应当将该信息报告给研究者和临床试验机构。研究者和临床试验机构应当将该信息告知受试者。

3.1.4F 组织机构应当对药物/医疗器械临床试验的合同进行审计，其中包括合同应当约定的受试者保护的责任条款。

➤ **合同审计**

组织机构应当制定并执行合同审计的制度和程序，按照事先制定的合同审计清单，对药物/医疗器械临床试验的合同进行审计，其中包括合同应当约定的受试者保护的责任条款：

受试者保护的责任条款：申办者

- 负责准备各类伦理审查的送审文件，交研究者审阅签字。
- 负责将政府人类遗传资源管理部门的审查意见传达给研究者和伦理委员会。
- 负责承担受试者与试验相关损害的医疗费用和补偿。
- 负责及时向临床试验机构和伦理委员会报告在监查和稽查中发现的可能影响受试者安全或临床试验实施的严重或持续偏离方案。
- 负责向研究者及临床试验机构、伦理委员会提交安全性报告。
- 负责向政府药品监督管理部门报告临床试验的结果。
- 研究结束后如果发现涉及受试者重大健康问题且具有直接临床意义的信息，负责向研究者和临床试验机构报告。

受试者保护的责任条款：研究者

- 负责审阅全部伦理审查的送审文件，提交伦理审查。
- 应当在临床试验开始前获得伦理委员会的书面同意。
- 负责获得每位受试者参加临床试验的知情同意。
- 负责做出与临床试验有关的医学决策。
- 负责向申办者报告所有严重不良事件，以及方案规定的报告事项。
- 负责向申办者、伦理委员会及时报告增加受试者风险或者显著影响临床试验实施的非预期问题（参见5.1A）。

3.1.5 经费管理

3.1.5A 组织机构应当规定计财部门负责研究经费和伦理审查经费的统一管理，以书面正式文件的方式规定并公开伦理审查项目的收费标准，伦理委员会委员审查劳务费的支出标准。

> **研究和伦理审查经费管理**

组织机构的计财部门负责研究经费和伦理审查经费的统一管理。研究项目的申办者/资助者不能将研究经费与伦理审查费直接支付给研究人员和伦理委员会，应当给付组织机构的计财部门。

组织机构应当以书面正式文件的方式规定并公开伦理审查项目的收费标准，伦理委员会委员审查劳务费的支出标准。

3.1.5B 组织机构应当设立研究风险基金或者其他预算科目，用于列支受试者与研究相关损害的医疗费用和补偿。

> **研究风险基金**

组织机构应当设立研究风险基金或者其他预算科目，对政府资助、组织机构资助的研究，或者组织机构同意立项的研究者发起（包括第三方资助）的研究，如果研究经费预算或项目合同约定没有研究相关损害的医疗费用和补偿，可以从研究风险基金或者其他预算科目列支受试者与研究相关损害的医疗费用和补偿。

3.1.6 培训管理

3.1.6A 组织机构应当制定并执行培训计划，帮助伦理审查体系相关人员提高与其职责相关的受试者保护的知识和技能。

> **培训计划**

受试者保护的知识和技能涉及多个方面，如研究伦理准则，专业标准，组织机构制度与程序，法律法规政策和指南。伦理审查体系相关人员所需的受试者保护的知识和技能取决于每个人在体系中的具体岗位与职责。

培训计划应当根据伦理审查体系的管理人员，伦理委员会委员，秘书，研究者和研究人员各自不同的岗位与职责，定制受试者保护知识和技能的培训内容和要求；根据组织机构的需求，制定培训计划的范围和规模。例如，要求伦理委员会全体委员都必须参加伦理审查同意研究的标准和审查要点的培训并通过考核。

组织机构的培训制度和程序应当能确保伦理审查体系的相关人员具备与其岗位职责相适应的知识和技能，例如：

- 就职新的岗位应当经过培训后上岗。
- 研究和伦理相关的法律、法规、政策和指南更新后，以及伦理审查体系制度和程序更新后，应当再次培训。
- 对培训要求的执行情况进行评估。
- 如果培训要求未得到满足，将采取哪些行动。

组织机构应当保存培训计划，培训活动清单，以及培训记录。

3.1.7 与受试者的沟通交流

3.1.7A 组织机构应当为受试者建立一个可信任的渠道，使他们可以向独立于研究人员且知晓研究项目情况的部门提出诉求和意见。

> #### 受试者可以向独立于研究人员的部门提出诉求和意见

受试者可以与研究人员讨论他们所关注的问题，获取信息，提出诉求。除此之外，组织机构还应当为受试者建立一个可信任的渠道，使其可以向一个独立于研究人员且知晓研究项目情况的部门提出诉求和意见。

伦理委员会办公室是独立于研究人员且知晓研究项目情况的部门，知情同意书应有伦理委员会办公室的可靠联系方式，组织机构网站也应当公开该联系方式，以受理受试者提出的诉求和意见。

组织机构应当有处理和回应受试者的诉求和意见的程序。处理受试者的诉求和意见可能需要组织机构的研究管理、医疗管理等多个部门的参与。

3.1.7B 组织机构应当开展医学研究和伦理审查的宣传活动，帮助公众更好的理解涉及人的生物医学研究和伦理委员会的审查职能。

> #### 医学研究和伦理审查的宣传活动

组织机构应当开展医学研究和伦理审查的宣传活动，例如通过组织机构网站，宣传册，简报，布告栏，宣讲会等提供相关信息，以帮助公众更好的理解涉及人的生物医学研究和伦理委员会的审查职能。

组织机构网站应当公开：

- 伦理审查所遵循的法律、法规、政策和指南。
- 伦理审查体系的监管范围。
- 研究利益冲突的管理政策。
- 伦理委员会章程，审查程序，同意研究的标准。
- 组织机构获得的研究成果。

组织机构应当定期评估这些活动，以便加以改进。但是，这并不要求一项活动会导致公众理解的可测量的变化。

3.1.8 资源管理

3.1.8A 组织机构应当保证伦理审查体系的管理和运行拥有足够的资源。

> **体系的资源配置**

伦理审查体系管理和运行所需的资源包括人力，办公室和会议室的空间与设备，经费，信息管理系统等。没有一个标准或计算公式来判断资源是否充足，但可基于伦理审查体系管理和运行的结果进行判断。如果伦理审查体系符合所有的其他认证审核要素，可以认为资源是足够的；如果不符合某要素，资源不足可被考虑为一种可能的原因。

组织机构应当定期审核伦理审查体系的资源配置，特别是伦理审查体系关键职能的资源配置，例如伦理审查活动，利益冲突管理，培训活动，试验用药物和试验用医疗器械的管理，质量改进计划，并根据需要调整资源配置。

如果组织机构的某些管理职能依赖于其他机构的服务，例如附属医院依赖大学的合同管理，财务管理，利益冲突管理等，组织机构应当确保该服务符合伦理审查体系的认证要求。

3.1.8B 组织机构可以通过协作伦理审查或委托伦理审查，共享伦理审查资源。

> **伦理审查资源的共享**

组织机构可以与其他组织机构通过多中心临床研究的协作伦理审查协议，或者通过委托伦理审查协议，共享伦理审查资源，以促进研究并提高审查的效率和成本效益。

协作伦理审查的协议应当说明各研究中心伦理审查的角色和职责：

承担中心伦理审查的组织机构应当确保他们的伦理委员会具备与研究项目专业相一致的审查能力。

参与协作伦理审查的组织机构应当保持对本机构研究实施的监管，并有权终止或暂停一项研究。

协作伦理审查的协议还应当说明各研究中心沟通交流的程序，包括方案修正，非预期问题，期中分析。

委托伦理审查的协议应当说明委托方和受委托方的角色和职责：

受委托的组织机构应当确认他们的伦理委员会具备与受委托审查项目专业相一致的审查能力，有条件对受委托项目进行初始审查，跟踪审查和复审。

委托伦理审查的组织机构有责任向受委托的组织机构伦理委员会提供其审查所需的文件和信息，确保研究人员遵循伦理审查同意的方案开展研究，并有权终止或暂停一项研究。

3.1.9 质量管理

3.1.9A 组织机构应当对伦理审查体系的符合性和运行的有效性进行内部审核。

> **内部审核**

内部审核是组织机构从内部对伦理审查体系是否符合认证审核的要求并持续有效运行进行审核、验证。

组织机构应当建立内部审核程序，以证明组织机构满足伦理审查体系的认证审核要求，并有效的实施和保持了伦理审查体系。

组织机构应对内部审核方案进行策划，并在策划中考虑拟审核过程和区域的重要程度，以及以往审核的结果，确定审核的部门和事项。组织机构的内部审核应当至少每年1次。

内部审核应当确保：

- 至少有1人经过伦理审查体系内审员培训，并获得内审员培训合格证书。内审员具备能力，熟悉认证、审核和本指南的要求。
- 内审员不审核自己的工作。
- 将审核结果告知受审核区域的负责人员。
- 根据内部审核结果及时采取适当的措施。
- 识别任何改进的机会。

纠正措施：

组织机构应当建立识别和管理伦理审查体系运作中的不符合的程序。必要时，组织机构还应采取措施消除不符合的原因，以防止其再次发生。纠正措施应与所遇到问题的影响程度相适应。该程序应明确对下列方面的要求：

- 识别不符合（例如通过有效投诉和内部审核）。
- 确定不符合的原因。
- 纠正不符合。
- 评价确保不符合不再发生的措施的需求。
- 及时确定和实施所需的措施。
- 记录所采取措施的结果。
- 评审纠正措施的有效性。

3.1.9B 组织机构应当对伦理审查体系的持续适宜性，充分性和有效性进行管理评审。

> **管理评审**

组织机构应制定伦理审查体系运行的质量（quality）、效率（efficiency，例如，单位时间完成的工作量，资源的最佳配置）和效力（effectiveness，例如，受试者保护的效果）的目标。组织机构可以通过审核、调查或其他方法收集客观数据，作为评审伦理审查体系运行质量、效率和效力的基线，监测改进的效果。如：受理至审查的时间，审查至决定传达的时间。

管理评审是伦理审查体系最高管理者主持的对伦理审查体系进行的评审，以确保伦理审查体系的持续适宜性、充分性和有效性。通过管理评审总结伦理审查体系的业绩，找出与预期目标的差距，提出改进意见。

组织机构应当建立管理评审的程序。组织机构最高管理层应当按策划的时间间隔对伦理审查体系进行评审。管理评审应当至少每年进行1次。

管理评审的输入应当包括与下列方面有关的信息：

- 内部审核和外部评审的结果。
- 受试者、申办者及利益攸关方的反馈。

- 维护公正性。
- 纠正措施的状况。
- 风险应对措施的状况。
- 以往管理评审的后续措施。
- 目标实现情况。
- 可能影响伦理审查体系的变更。
- 申诉和投诉。

管理评审的输出应当包括与下列方面有关的决定和措施：
- 伦理审查体系及其运行的有效性的改进。
- 伦理审查体系实施有关的服务的改进。
- 资源需求。
- 伦理审查体系的方针、政策和目标的修订。

3.1.9C 组织机构伦理审查体系的管理人员应当与研究者和研究人员进行开放式的沟通交流，对其所关注的伦理审查体系的问题和提出的建议做出回应。

> **回应研究者和研究人员对体系问题的建议**

组织机构伦理审查体系的管理人员应当对研究者和研究人员所关注的伦理审查体系的问题和提出的建议，包括伦理审查程序，进行开放式的沟通交流。

研究人员知晓如何表达对伦理审查体系的问题和建议。

组织机构的管理人员应当对研究人员所提出的问题和建议做出回应。

3.1.9D 组织机构应当对违反伦理准则的研究行为采取纠正和纠正措施。

> **纠正违反伦理准则的研究行为**

违反伦理准则的研究行为是指不依从涉及人的生物医学研究相关法律法规，不依从组织机构伦理审查体系的制度和程序，不依从伦理委员会的要求和决定。

组织机构应当定义严重地违反伦理准则的研究行为，例如，涉及人的生物医学研究项目未获得伦理委员会同意就开展研究，未获得受试者知情同意就纳入研究。

组织机构应当定义持续的违反伦理准则的研究行为，例如，同一研究人员的同一违规行为在被要求纠正后，再次发生。

组织机构应当规定哪些违反伦理准则的研究行为应当向伦理委员会报告，哪些违反伦理准则的研究行为应当向组织机构的职能部门报告。

组织机构应当规定对违反伦理准则的研究行为采取纠正和纠正措施的程序。适当时，组织机构与伦理委员会合作，对严重和持续的违规行为采取与其性质和程度相对应的纠正和纠正措施。

3.2 伦理委员会的组织管理

3.2A 组织机构负责构建伦理委员会的组织架构，负责伦理委员会的组建或换届。

> **伦理委员会的组织**

组织机构应当根据相关法律、法规、政策和指南，制定和颁布伦理委员会章程或管理制度，构建伦理委员会的组织架构，选聘具有相应资格的委员，负责伦理委员会的组建或换届。

伦理委员会章程或管理制度应当规定设立伦理委员会的组织机构的权限。组织机构具有对伦理委员会的组织管理权限，同时应当保证伦理审查的独立性。

组织架构：

组织机构应当根据本机构伦理审查项目的性质和数量，构建伦理委员会的组织架构，设置一个或多个伦理委员会并规定其审查范围，设置伦理委员会办公室并规定其职能。

伦理委员会的组织架构还需考虑如何安排本机构高层领导研究项目的审查。

委员：
- 医药和非医药专业的委员。
- 独立于组织机构的委员（不隶属组织机构且不是组织机构成员的直系亲属）。
- 不同性别的委员。
- 当伦理委员会经常审查涉及弱势受试者的研究，还应当有熟悉此类人群特点、或有与此类人群相关的工作经验的委员。
- 少数民族地区应当考虑少数民族委员。
- 经常审查中医药研究的项目，应当考虑中医药专业背景的委员。

伦理委员会通过其成员的经验，专业知识和组成的多样性，履行伦理审查的职责，保护受试者的权益和安全。伦理委员会可以通过咨询独立顾问来确保其能够胜任研究项目的审查。

替补委员：

当委员因故不能参加伦理审查会议时，可以由同类别的替补委员替代出席审查会议并履行审查职责。

替补委员应当具有与其所替补的委员类似的职业背景和审查能力。

如果替补委员不是替补同类别的所有委员，而是替补其中某一位或几位委员，则应当说明其所替补委员的姓名。

聘任：

组织机构应当颁发书面正式文件聘任伦理委员会的委员，主任委员，替补委员，秘书。

聘任时，应当书面告知其岗位职责。

组织机构网站应当公开伦理委员会的组织信息：
- 伦理委员会的组织架构和审查范围。
- 伦理委员会的联系方式。

3.2B 组织机构应当定期组织对伦理委员会组成人员履职能力的考核，必要时加以调整。

> **履职能力的考核**

伦理委员会主任委员、委员、秘书应当具备履行其岗位职责所需的知识和能力。

组织机构应当规定伦理委员会主任委员、委员、秘书履职能力的考核要求、考核方式和程序。组织机构应当定期组织对伦理委员会组成人员履职能力的考核，必要时加以调整。

履职能力的考核指标：委员

客观指标：出席审查会议次数和参会率。快审项目数。会议审查的项目数和主审项目数。审查的及时性。参加培训的次数。讲授培训课程的次数。完成培训要求的情况。

主观指标：会议审查中的贡献。审查质量。知晓法规要求并识别有待改进的领域的能力。知晓组织机构制度与程序要求并识别有待改进的领域的能力。与秘书的沟通和合作工作的能力。与研究者的沟通能力。

履职能力的考核指标：主任委员

除委员的考核指标外，主观指标还有：领导伦理委员会审查事务管理的能力。主持审查会议的能力。与组织机构管理人员的沟通能力。

履职能力的考核指标：秘书

客观指标：受理送审的项目数。处理快审事务的项目数。处理会审事务的项目数。准备审查材料的及时性。准备会议日程的数量。完成会议记录的数量。完成会议记录的及时性。完成审查决定文件的项目数。参加培训的次数。讲授培训课程的次数。完成培训要求的情况。

主观指标：会前的会务准备。会议记录的规范性。维护伦理委员会委员名册的正确性与合规性。维护文件档案的正确性与合规性。维护伦理委员会计算机软件管理系统信息的正确性与合规性。知晓法规要求并识别有待改进的领域的能力。知晓组织机构制度与程序要求并识别有待改进的领域的能力。与主任委员、委员的沟通和合作工作能力。与管理人员的沟通能力。与研究者的沟通能力。

评估与调整：

组织机构应当根据履职能力的考核结果，以及伦理审查体系的内部审核、外部质量认证和政府监督检查的发现，定期评估伦理委员会的成员与组成，必要时加以调整，以保证伦理委员会能够胜任伦理审查的职责。

3.2C 组织机构应当将伦理审查职能与存在竞争关系的研究业务发展利益或商业利益分开。

> **伦理审查职能与研究业务发展利益或商业利益分开**

非营利性组织：研究业务发展利益

组织机构应当确保伦理委员会的审查诚信不会受到存在竞争关系的研究业务发展利益的影响。

负责研究业务和筹集研究资金的领导，例如药物临床试验机构和医疗器械临床试验机构的主任，不应当担任伦理委员会委员，亦不应当参与伦理委员会办公室的日常管理，以避免相互竞争的研究业务发展利益对伦理审查过程的影响。

营利性组织：商业利益

营利性的独立伦理委员会应当将公司的商业利益与伦理审查职能分开。

负责商业利益的高级管理人员不应当担任伦理委员会委员，亦不应当参与伦理委员会办公室的日常管理。

伦理委员会委员不应当拥有公司股权。

3.2D 组织机构应当授予伦理委员会独立审查的职能和权力。

➤ **授权伦理委员会独立审查**

为确保伦理委员会的审查职能独立于组织机构的其他部门，组织机构应当授予伦理委员会以下权力：同意，必要的修改后同意，不同意，终止或暂停已同意的研究；观察或让第三方观察知情同意过程和研究的实施。

伦理委员会的权力应当有组织机构批准的书面文件授予（例如，伦理委员会章程），仅是伦理委员会自己的政策和程序文件规定是不够的。

保证伦理审查独立性的规定：

不允许组织机构负责研究项目管理的部门和领导批准实施未经伦理审查同意的研究项目。研究项目管理的部门和领导可以按程序不批准、终止或暂停研究项目。

伦理委员会的审查独立于被审查项目的研究者和申办者，并不受其他任何不当的影响。例如，组织机构管理人员利用自己的职务影响伦理委员会的审查意见。

组织机构应当受理和处理伦理委员会委员、秘书报告的对伦理审查的不当影响，并制定相应的政策和程序。

伦理委员会委员、秘书应当知晓如何报告对伦理审查的不当影响。

3.2E 组织机构应当识别和管理伦理委员会委员和独立顾问的利益冲突，使该利益冲突的影响最小化。

➤ **委员与独立顾问的利益冲突管理**

伦理委员会委员和独立顾问有时可能存在与保护受试者、维护研究的完整性和维护伦理审查体系信誉相冲突的经济利益和非经济利益。

政策和程序应当描述组织机构用于识别、管理此类利益的过程。

识别：委员/独立顾问的利益冲突

委员和独立顾问的利益冲突是指个人及其直系亲属的经济和非经济利益与保护受试者、维护研究的完整性和维护伦理审查体系的公信力之间的利益竞争。

书面文件应当定义委员和独立顾问应当公开和报告的个人经济利益的种类。例如，与申办者存在授予任何专利许可或研究成果转让的关系；存在的投资关系；拥有与研究产品有竞争关系的类似产品的经济利益；存在的雇佣与服务关系等。

书面文件应当定义委员和独立顾问应当公开和报告的非经济利益。例如，在其审查/咨询的项目中，参与研究的设计、实施和报告工作。

书面文件应当规定任何数额的个人经济利益冲突都应当公开和报告。

书面文件应当定义需要采取管理措施的个人经济利益冲突的数额。例如，超过医生的年平均收入。

管理：委员/独立顾问的利益冲突

委员和独立顾问在审查或咨询每项研究时均应当主动声明是否存在利益冲突。委员和独立顾问的利益冲突声明应当有相应文字记录，如：审查会议记录，审查工作表，咨询工作表。

委员参与所审查项目的设计、实施和报告的研究工作，或者超过需要采取管理措施的个人经济利益冲突的数额，他/她可以在该项目的审查会议上回答提问或提供信息，但应当退出会议审查的讨论和表决。该委员不担任该项目的主审委员。

一般不邀请有利益冲突的人员担任独立顾问，除非无法找到其他能够回答所咨询问题的合适的人员担任独立顾问。如果邀请有利益冲突的独立顾问提供咨询意见，书面文件应当规定通过何种方式向伦理审查会议披露该利益冲突。

4　伦理委员会

伦理委员会通过伦理审查履行受试者保护的职责。伦理委员会依据研究和伦理相关的法律、法规、政策和指南，依据同意研究的标准，审查和同意一项研究。伦理委员会以跟踪审查的方式对其同意的研究进行监督。伦理委员会委员利用审查工作表，以保证在审查中考量了所有相关的伦理准则和要点。

4.1　审查

4.1A　伦理委员会应当审查并确认研究具有科学价值和社会价值。

> ➤　研究的价值

这是伦理审查同意研究的标准之一。伦理委员会应当审查每一项研究是否满足该标准。伦理委员会医药专业背景的委员应当知晓如何应用该标准。

社会价值：

社会价值是指研究可能产生的信息对一个有意义的健康问题的理解或干预直接相关，或者它对促进个人或公共卫生有预期的贡献。这些信息重要性的程度取决于健康需求问题的重要性，方法的新颖性和预期的优点，解决问题的替代方法的优点等。伦理委员会应当确认一项研究有足够的社会价值，以证明其相关的风险，成本和负担的合理性。

科学价值：

科学价值是指一项研究能够获得可靠、有效的信息，实现研究目的。确保研究的科学高标准是至关重要的，这将保证实现研究的社会价值。

伦理委员会的科学审查应当确认：

- 研究有充分的科学依据，临床前和临床的信息足以支持所提议的研究。
- 研究设计科学合理，临床研究方案清晰、详细、可操作。

如果研究项目在伦理审查前安排了科学审查，伦理委员会应当获得该项目先前科学审查结果的书面文件。

4.1B　伦理委员会应当审查并确认受试者的风险最小化，确认受试者的风险与其参加研究的预期获益（如有）以及可以合理预期产生的知识的重要性相比是合理的。

> ➤　受试者的风险

这是伦理审查同意研究的标准之一。伦理委员会应当审查每一项研究是否满足该标准。伦理委员会医药专业背景的委员应当知晓如何应用该标准。

识别和分析受试者的风险

受试者的风险是指接受方案规定的研究干预和程序所可能面临的身体、心理、社会、经济或法律的风险。

受试者的获益是指接受方案规定的研究干预和程序可以合理预期获得的诊断、治疗或预防的益处。

受试者不参加研究也会面临的医疗风险和获益不在受试者的风险和获益的评估范围内。

伦理审查应当识别和分析受试者的风险，应当确认受试者的风险最小化，确认受试者的风险与其参加研究的预期获益（如有）以及可以合理预期产生的知识的重要性相比是合理的。

受试者的风险最小化：

- 通过采用与合理的研究设计相一致，且避免受试者暴露于不必要风险的研究程序，使受试者的风险减少到最低限度。
- 在任何适当的情况下，通过采用受试者诊断或治疗需要执行的程序，使受试者的风险减少到最低限度。

伦理委员会应当知晓，采用与合理的研究设计相一致、且避免受试者暴露于不必要风险的研究程序，可以降低风险发生的概率和程度。伦理审查应当考虑研究程序的合理性，例如，纳入排除标准，样本量等，避免受试者暴露于不必要风险，考虑采用其他风险较小的研究程序是否合适。

如果研究背景涉及出于诊断和治疗目的需要执行的程序，伦理委员会应当识别出哪些风险的概率或程度可以通过采用这些程序而得以减少。伦理审查应当考虑在任何适当的情况下，采用受试者诊断或治疗需要执行的程序，例如：测试手术中使用的诊断工具，选择出于医疗目的需要接受手术的患者作为受试者；疼痛的研究，受试者选择临床伴有疼痛疾病的患者；如果需要侵入性活检，在临床活检中稍微多采集一点标本，而不是仅仅为了研究目的进行第二次活检。如果研究背景不涉及此类程序，风险最小化的这一策略将不适用。

如果受试者的风险不大于最低风险，那么已经满足了风险最小化的要求，伦理审查可以不需要考虑风险最小化的问题。

受试者的风险与获益相权衡是合理的

对受试者具有潜在个人获益的研究，风险可以接受的条件：

- 风险已被最小化，并且潜在的个人获益超过风险；
- 根据预期风险和获益，已获得的证据提示研究干预至少与任何有效的替代方法同样有利。

此外，作为一般规则，研究对照组的受试者应当接受一个已被证明有效的干预；除非不存在已被证明有效的干预措施，或者，出于令人信服的以及科学合理的方法学的理由，使用任何弱于已被证明的最佳有效的干预措施，安慰剂或是不予干预，是确定一种干预措施的有效性或安全性所必须的，而且使用弱于已被证明的最佳有效的干预措施、安慰剂或不予干预不会使患者由于未接受已被证明的最佳干预措施而遭受任何严重的或不可逆伤害的额外风险。

对受试者没有潜在个人获益的研究，风险可以接受的条件：

- 风险必须最小化；
- 风险与研究所获知识的社会价值和科学价值相比是适当的。

资源：

伦理委员会应当审查研究项目具备保护受试者所需的资源，包括：

- 研究者在临床研究约定的期限内有足够的时间实施和完成临床研究。

- 具有足够数量的合格研究人员。
- 有程序确保所有研究人员熟悉研究方案，以及研究相关的工作和责任。
- 能够接触到招募足够数量受试者所需的目标人群。
- 能够为受试者提供研究所需的、可使用或利用的医疗设备和设施，以及社会心理支持。如果研究现场不能提供所有所需的此类资源，伦理委员会应当审查研究能否从所在地区获得足够的此类资源以满足受试者保护的需要，例如疾控中心疫苗临床试验的试验现场。

伦理委员会根据研究方案对所需资源的描述，基于研究者所能获得的设施和人员配置，来评估研究是否具备保护受试者所需的资源。

4.1C 伦理委员会应当审查并确认在适当的情况下，研究有合适的数据安全监查计划。

> **安全监查**

这是伦理审查同意研究的标准之一。伦理委员会应当审查研究是否满足该标准。伦理委员会医药专业背景的委员应当知晓如何应用该标准。

适当的情况：
- 凡是大于最低风险的研究项目，研究应当有合适的数据安全监查计划。
- 对于旨在挽救生命、预防严重疾病进展或降低重大不良健康结果风险的研究，以及需要期中分析以确保受试者安全的研究，可能需要设立独立的数据监查委员会，例如：
  - ✧ 确证性临床试验，特别是大样本、安全性风险高、包含适应性特征的复杂设计，或者观察周期较长的临床试验。
  - ✧ 有必要在试验过程中评估汇总数据的临床试验。

合适的数据安全监查规定：
数据安全监查计划的条款可能分散在临床研究方案的不同章节中，这些条款包括：
- 收集哪些安全信息。例如，严重不良事件，试验方案规定的对安全性评价有重要意义的不良事件和实验室异常值。
- 如何收集。例如，病例报告表，研究访视，与受试者电话联络。
- 数据收集的频率，包括安全性数据收集的开始时间。
- 评估累计安全性数据的频率或周期，以及分析和解释的程序。例如，申办者对任何来源的安全性相关信息的分析评估。
- 数据安全监查结果报告的程序。例如，可疑且非预期严重不良反应（SUSAR），其他潜在的严重安全性风险信息，年度安全性报告，数据监查委员会（如有），期中分析（如有）。
- 对特定的事件或终点所计划采取的措施。例如，对症用药的规定，受试者提前退出试验的规定，中止试验的规定。
- 监测者。例如，医疗监测，研究人员，数据监查委员会。

伦理委员会应当根据研究的具体情况，判断研究方案中数据安全监查的条款是否合适。

年度/定期审查：

伦理委员会根据受试者风险的程度，确定年度/定期审查的频率，至少每年 1 次。确定年度/定期审查频率的审查要点包括：

- 受试者的风险及其性质。
- 受试者风险的不确定性程度。
- 受试者的弱势程度。
- 研究者进行临床研究的经验。
- 伦理委员会对研究者或申办者的以往经验，例如，遵循方案研究的既往表现，研究者以往获取知情同意的问题，受试者以往对研究者的抱怨。
- 研究是否涉及新疗法。

跟踪审查：

伦理委员会的跟踪审查应当关注所报告的信息是否属于增加受试者风险或者显著影响临床试验实施的非预期问题（参见 5.1A）。如果不是，除不依从问题外，一般不必采取处理措施。如果是，伦理审查应当考虑采取相应的处理措施，例如：

- 修改方案。
- 当此类信息可能与受试者继续参加研究的意愿有关时，修改知情同意书；要求在研受试者重新同意参加研究。
- 修改年度/定期审查的频率。
- 观察知情同意的过程。
- 终止或暂停已批准的研究。
- 审查意见通知组织机构的研究管理部门。

4.1D 伦理委员会应当基于对研究目的，进行研究的环境，涉及弱势人群研究的特殊问题，选择标准和招募程序的考虑，审查并确认受试者的选择是公平的。

> **受试者的选择**

这是伦理审查同意研究的标准之一。伦理委员会应当审查每一项研究是否满足该标准。伦理委员会的委员应当知晓如何应用该标准。

公平的准则：

公平是指研究的获益与负担的公平分配。

- 选择受试人群必须基于科学的理由，而不是他们易于妥协的社会或经济地位。
- 无条件的排除某些类别的人群参加研究可能导致或加剧医疗的不平等，因此，排除需要特殊保护的人群必须有合理的科学理由和依据。

一项研究可能有合理的选择标准，但是，招募的程序和广告、以及补偿的安排如果有误导、不准确、免责、胁迫或不正当影响，则违背公平选择受试者和知情同意的原则。

受试者的招募：

招募广告信息应当限制在潜在受试者确定其资格和兴趣所需的信息范围内，例如：

- 研究人员或研究机构的名称和地址。

- 研究目的。
- 合格受试者标准的摘要。
- 受试者获益（如有）的简要清单。
- 要求受试者参与研究的时间和承担的义务。
- 需要进一步信息可以联系的研究地点、人员或办公室。

招募广告应当不含有以下信息：
- 宣称或者暗示超出知情同意文件和方案描述之外的有利的结果或者其他的获益。
- 使用"新治疗"、"新药物"或"新药"术语，而没有解释测试物是试验性的。
- 要求受试者放弃其合法权益。
- 豁免研究者、申办者或研究机构的过失责任。
- 以醒目字体方式强调补偿金额。
- 将受试者参与研究不需要花费金钱的情况表述为"免费治疗"。

如果存在旨在加快招募速度的招募费用，伦理审查应当确认：
- 给受试者提供了充分的时间和机会以考虑是否参加研究。
- 没有增加对研究者或受试者施加胁迫或不正当影响的可能性。

受试者的补偿：
- 补偿的数额：补偿是对受试者参与研究所造成的不便和花费的时间的补偿。补偿的水平不应与受试者风险程度相关联。伦理委员会应当根据研究所在地区特定文化与人群传统，以及社会经济背景来评估补偿的数额是否适当，确认普通受试者同意参与研究不是基于所给予的补偿，而是他们自己更好的判断；特别是对于受试者没有潜在个人获益的研究，应当谨慎地避免因为过高的补偿数额使受试者忽略了参与研究的风险。
- 支付计划：补偿应当按照受试者实际完成研究的比例支付，而不是以完成全部研究为条件。完成研究的奖金数额应当在合理范围，不宜过高，以免导致受试者原本打算退出研究而继续留在研究中。
- 知情同意文件中列出了补偿的所有信息，包括补偿金额和按比例支付的计划。

> **4.1E** 伦理委员会应当审查并确认将征求每位潜在受试者或其监护人的知情同意，确认获取知情同意过程的计划安排和知情同意文件提供的信息符合规范要求，并有适当的文件证明知情同意。

> **知情同意**

这是伦理审查同意研究的标准之一。伦理委员会应当审查研究是否满足该标准。伦理委员会的委员应当知晓如何应用该标准。

对于研究者和研究人员将征求每位潜在受试者或其监护人的知情同意，伦理委员会主要从三个方面进行审查：获取知情同意过程的计划安排，知情同意文件提供的信息，有适当的文件证明知情同意。

获取知情同意过程的计划安排：

获取知情同意过程的计划安排应当符合以下所有伦理准则：

- 研究者将获得受试者或其监护人的具有法律效力的知情同意。
- 只有向潜在受试者或其监护人提供了充分的机会考虑是否参与的情况下，才征求其同意。
- 只有在将胁迫或不当影响的可能性减少到最低的情况下，才征求其同意。
- 提供给受试者或其监护人的信息应当使用其能够理解的语言。
- 知情同意过程不包含任何使受试者或其监护人放弃或似乎放弃其合法权利的语言。
- 知情同意过程没有豁免或似乎豁免研究者/机构、申办者或其代理人的过失责任。

伦理委员会审查获取知情同意过程的计划安排，应当获得以下的信息，

- 谁以及在什么场所实施知情同意。
- 提供同意或许可的人。
- 获取知情同意的时间安排。
- 为减少胁迫或不当影响的可能性所采取的措施。
- 获取知情同意者所使用的语言。
- 潜在受试者或其监护人所能理解的语言。

根据研究者提供的这些信息（参见 5.1A，初始审查的送审文件•初始审查申请表），伦理委员会审查获取知情同意过程的计划安排是否符合伦理准则。

知情同意文件提供的信息：

知情同意文件提供的信息包括基本和适当的附加信息。

基本信息：知情同意文件应当提供的基本信息

- 说明试验的研究性质。
- 解释研究目的。
- 受试者参与研究的预期持续时间。
- 说明受试者需要遵循的程序。
- 说明其中所涉及的任何试验性程序。
- 说明对受试者任何合理可预期的风险或不适。
- 说明从研究中可以合理预期的对受试者或他人的任何获益，以及不能获益的可能性。
- 说明对受试者有益的、可选择的替代程序或治疗方法（如有），及其重要的潜在获益和风险。
- 说明维护可识别受试者身份记录的机密性的程度（如有）。
- 说明受试者需要获得研究相关问题的解答时，可以联系谁。
- 说明受试者需要获得受试者权益相关问题的解答时，可以联系谁。
- 说明受试者发生研究相关损害时，可以联系谁。
- 研究小组的联系方式，以讨论他们所关注的问题，获取信息，提出诉求。
- 独立于研究小组之外的伦理委员会联系方式，以处理诉求和意见。
- 说明受试者参与研究是自愿的。
- 声明如果潜在受试者拒绝参与研究，将不会受到处罚，不会损失其有权享有的利益。

- 声明受试者在任何时候中止参与试验，不会受到处罚或损失其有权享有的利益。

附加信息：政府监督管理部门监管的研究，知情同意文件应当提供的附加信息：
- 说明政府监督管理部门可能对受试者的原始医学记录进行检查。

附加信息：大于最低风险的研究，知情同意文件应当提供的附加信息：
- 说明如果发生损害，是否可以获得补偿。如果可以获得补偿，补偿将包括什么内容，或者可以从哪里获得进一步的信息。
- 说明如果发生损害，是否可以获得医药治疗。说明如果发生损害时可以获得医药治疗，它将包括哪些内容，或者可以从哪里获得进一步的信息。

附加信息：适当时，知情同意文件提供给每位受试者的附加信息：
- 说明特定的治疗或程序可能对受试者存在目前无法预见的风险。
- 说明受试者怀孕或可能怀孕，特定的治疗或程序可能对胚胎或胎儿存在目前无法预见的风险。
- 预期在什么情况下，研究者可以不经受试者同意，提前终止受试者参与研究。
- 受试者参加研究可能产生的任何额外费用。
- 受试者决定退出研究的后果。
- 有序终止受试者参与研究的程序。
- 说明研究期间发现可能与受试者继续参与研究意愿有关的重要新发现，将提供给受试者。
- 参与研究的受试者的大概人数。
- 支付给受试者所有补偿的数额和时间表。

有适当的文件证明知情同意：
- 知情同意通常以书面文件的方式，将所披露的基本信息和适当的附加信息记录在案。
- 受试者或其监护人将签署知情同意书并注明日期。
- 如果受试者或监护人没有阅读能力，获取其口头知情同意时需要有一名见证人。对于不会讲本地母语的受试者，见证人必须熟悉本地母语及受试者语言。见证人将签署知情同意文件并注明日期，以证明知情同意过程。
- 实际获取知情同意的人将签署知情同意书并注明日期。
- 将向受试者或其监护人提供一份已签署的知情同意书副本。

受试者或其监护人无阅读能力：
　　受试者或其监护人无阅读能力，则在知情同意讨论的全过程中应当有一名公正的见证人在场。

　　研究人员应当向受试者或其监护人诵读和解释书面知情同意书和提供给受试者的其他书面资料。如果受试者或其监护人口头同意参加试验，在有能力的情况下他们应当在知情同意书上签名并注明日期。见证人亦应当在知情同意书上签名并注明日期，以证明受试者或其监护人就知情同意书和其他书面资料得到了研究者准确地解释，并理解了相关内容，同意参加临床试验。

在参加试验之前，受试者或其监护人应当得到一份已签署姓名和日期的知情同意书原件或者副本，以及提供给受试者的其他书面资料。

可能影响受试者继续参与研究意愿的新信息：

跟踪审查应当关注是否存在可能影响受试者继续参与研究意愿的新信息。如果存在此类新信息，可以采取的措施有：

- 要求修改知情同意书。
- 要求受试者重新签署知情同意书。
- 观察知情同意的过程。

附：变更或豁免知情同意

变更知情同意是指仍然会获得知情同意，但披露的要素或知情同意的文件证明与法规要求有所不同：①变更提供给受试者的信息，例如隐瞒信息。②变更知情同意的文件证明，例如免除知情同意的签字。

豁免知情同意是指豁免同意的整个要求，包括同意过程的属性和披露要素，意味着允许研究人员在无需获得完全知情同意的情况下进行研究。

所有涉及人的生物医学研究必须得到个人或其监护人的知情同意。变更或豁免知情同意需要正当的理由并得到伦理委员会的审查同意。

变更或豁免知情同意的伦理审查应当确认同时满足了以下三个前提条件：

- 如果没有变更或豁免，研究将不可行或无法实施。
- 研究具有重要的社会价值。
- 研究对受试者造成的风险不超过最低风险。

伦理审查同意变更或豁免知情同意时，应当书面记录变更或豁免知情同意所依据的规则，该研究项目的特定理由，以证明变更或豁免的合规性。

4.1F 伦理委员会应当审查并确认在适当的情况下，研究有合适的规定以保护受试者的隐私。

➢ **隐私保护**

这是伦理审查同意研究的标准之一。伦理委员会应当审查研究是否满足该标准。伦理委员会的委员应当知晓如何应用该标准。

隐私的定义：

隐私是指个人不愿他人知晓或干涉的私人信息，私人活动和私人空间。例如：与个人身份相关的信息，与个人健康相关的信息，个人的行为和观点等。

适当的情况：

- 凡是涉及受试者隐私的研究，应当采取合适的隐私保护措施。

合适的隐私保护规定：

伦理委员会委员应当理解隐私的概念；知晓在与受试者接触和使用隐私数据时，保护隐

私信息的策略。伦理委员会对隐私保护的审查需要考虑:

- 收集受试者的哪些个人身份、健康相关的信息，是否符合研究目的。
- 谁、在什么场所收集私人信息。
- 相应的隐私保护措施。例如，
  - ✧ 研究者不是经治医师，无法从其工作渠道知晓潜在研究对象情况下，如何联系受试者。
  - ✧ 部门的标牌是否可能暴露受试者不愿他人知晓的健康信息。
  - ✧ 研究数据报告采用受试者鉴认代码。
  - ✧ 谁具有研究信息的直接查阅权。
  - ✧ 发布临床研究结果时隐藏受试者身份信息。

伦理委员会应当根据研究的具体情况，判断研究方案中保护受试者隐私利益的措施是否合适。

4.1G 伦理委员会应当审查并确认在适当的情况下，研究有合适的规定以维护数据的机密性。

> **数据保密**

这是伦理审查同意研究的标准之一。伦理委员会应当审查研究是否满足该标准。伦理委员会的委员应当知晓如何应用该标准。

可识别身份数据的保密:

保密是指维护研究者与受试者通过知情同意书，就如何使用、管理和传播可识别身份数据所达成的一致。

保密与隐私保护的区别:隐私保护与可识别数据的保密都涉及私人身份和健康相关信息，但前者侧重在保护个人不愿他人知晓或干涉的私人信息，后者侧重在维护与受试者就保护可识别数据的机密性所达成的一致。

适当的情况:

- 凡是涉及可识别身份数据的研究，应当采取合适的保密措施。

合适的维护数据机密性规定:

伦理委员会委员应当知晓保护可识别身份数据、特别是敏感数据机密性的策略，包括对数据的存储、处理与分享的控制。伦理委员会对可识别数据保密的审查需要考虑:

- 收集和存储受试者的数据仅仅是为了研究目的，而不是其他目的。
- 计算机化系统具有完善的权限管理，未经授权的人员不能访问。
- 存储在数据库中的数据必须匿名或编码。
- 仅以匿名或编码的方式向研究人员、申办者提供数据和生物标本。
- 如果发布临床研究结果，受试者的身份信息仍将保密。

伦理委员会应当根据研究的具体情况，判断研究方案中保护可识别身份数据机密性的措施是否合适。

4.1H 伦理委员会应当审查并确认当部分或所有受试者可能容易受到胁迫或不当影响时，研究包括附加的保护措施，以保护这些受试者的权益和安全。

> **弱势人群的附加保护**

这是伦理审查同意研究的标准之一。伦理委员会应当审查研究是否满足该标准。伦理委员会的委员应当知晓如何应用该标准。

弱势人群的定义：

弱势的个人或群体是指维护自身意愿和权利的能力不足或者丧失的受试者，其自愿参加临床研究的意愿，有可能被研究的预期获益或者拒绝参加可能被报复而受到不正当影响。

弱势人群包括：

- 没有能力给予知情同意的人。例如，没有知情同意能力的成人，未成年人。
- 容易受到胁迫或不正当影响的人。例如，等级群体中处于从属地位成员，接受社会生活福利费或社会援助的人，患不治之症的病人，处于危急状况的患者，服刑人员，无政治权利的人。

涉及弱势人群的研究：

伦理委员会应当审查研究是否涉及弱势的个人或群体。如果受试人群中有部分或全部涉及此类受试者，应当分析使受试者"弱势"的具体因素，需要采取哪些针对性的附加保护措施，评估方案现有的保护措施是否充分。

涉及无知情同意能力成人研究的附加保护：

知情同意：

- 无能力给予知情同意的人的监护人已经给予许可，该许可考虑了受试者以前形成的偏好和价值观（如果有的话）；并且，针对受试者理解信息的能力，提供了充分的研究信息，获得了与受试者能力相符的同意（赞同）。
- 如果受试者在研究过程中具备了给予知情同意的能力，则必须获得其对继续参加研究的同意。
- 作为一般规则，潜在受试者拒绝参加研究必须得到尊重，除非在特殊情况下，参加研究被认为是无能力给予知情同意的个人可获得的最佳医疗选择。
- 如果受试者在完全有能力给予知情同意的情况下做出参加研究书面的预先指示，则应遵守该指示。

风险可以接受的条件：

- 对无知情同意能力的成人具有潜在获益的研究干预或程序：
  - ◇ 风险必须最小化。
  - ◇ 预期的潜在个人获益应当超过风险。
- 对无知情同意能力的成人没有潜在个人获益的研究干预或程序：
  - ◇ 如果研究干预和程序的目标疾病人群包括无知情同意能力的人和具有知情同意能力的人，应当首先在具有知情同意能力的人群中研究该干预和程序，除非如果没有无知情同意能力者参加就无法获得所需的数据；并且，
  - ◇ 风险必须最小化，且风险程度不得超过最低风险。当此类研究的干预和程序的

社会价值是令人信服的, 并且研究不能在具有知情同意能力者中进行, 伦理委员会可以允许风险稍高于最低风险。

涉及儿童和青少年研究的附加保护:

知情同意:

- 儿童或青少年的父母或监护人已给予许可; 并且, 提供足够的、根据儿童或青少年发育程度定制的研究信息之后, 获得与儿童或青少年能力相符的同意 (赞同)。
- 如果未成年人在研究期间达到法定成人年龄, 应当获得他们对继续参加研究的同意。
- 作为一般规则, 儿童或青少年拒绝参加或拒绝继续参加研究必须得到尊重, 除非在特殊情况下, 参加研究被认为是儿童或青少年的最佳医疗选择。

风险可以接受的条件:

- 对儿童或青少年具有潜在获益的研究干预或程序:
  - ✧ 风险必须最小化。
  - ✧ 预期的潜在个人获益应当超过风险。
- 对儿童或青少年没有潜在个人获益的研究干预或程序:
  - ✧ 如果研究干预和程序的目标疾病人群包括成人以及儿童和青少年, 应当首先在成年人中研究该干预和程序, 除非如果没有儿童或青少年参加就无法获得所需的数据; 并且,
  - ✧ 风险必须最小化, 且风险程度不得超过最低风险。当此类研究的干预和程序的社会价值是令人信服的, 并且研究不能在成人中进行, 伦理委员会可以允许风险稍高于最低风险。

涉及孕妇和哺乳妇女研究的附加保护:

知情同意:

- 在任何情况下, 不得以其他人的许可取代孕妇或哺乳妇女自己的知情同意决定。

风险可以接受的条件:

- 对孕妇、哺乳妇女、胎儿或婴儿具有潜在获益的研究干预或程序
  - ✧ 风险必须最小化。
  - ✧ 预期的潜在个人获益应当超过风险。
- 对孕妇和哺乳妇女没有潜在个人获益的研究干预或程序:
  - ✧ 研究目的是获得孕妇、哺乳妇女、胎儿或婴儿特定健康需求的知识; 并且,
  - ✧ 风险必须最小化, 且风险程度不得超过最低风险。当涉及孕妇、哺乳妇女、胎儿或婴儿的研究的社会价值是令人信服的, 并且研究不能在非妊娠或非母乳喂养的妇女中进行, 伦理委员会可以允许风险稍高于最低风险。

紧急情况下, 预计有许多患者将没有能力给予同意的研究:

突然发生的疾病状况使得患者没有能力给予知情同意, 但有必要在疾病发作后尽早进行研究干预, 以评价研究干预的效果。此类研究应当获得患者的监护人的知情同意。如果监护人不在场, 根据我国的执业医师法, 不允许在未获得患者或其监护人知情同意的情况下将患者纳入研究。

4.2 决定

4.2A 伦理审查会议应当对研究项目进行充分的讨论，形成明确的审查意见后提请表决。

> **审查会议规则**

讨论的要求：

- 所有的不同意见都应当在会议上发表。
- 所有的不同意见都进行了讨论。
- 有足够的讨论时间。
- 如果充分讨论后，仍然有多个事项的意见不能达成一致，应当对有不同意见的事项逐条表决，形成明确的审查意见。
- 尽可能达成委员都可以接受的意见。所谓"都可以接受的意见"是指有同意、修改后同意的审查意见，但没有不同意、终止或暂停已同意的研究的审查意见。

表决的要求：

- 主任委员或会议主持者应当概括讨论所形成的审查意见后提请表决。
- 只有全程参加研究项目审查会议讨论的委员才能对该项目表决。
- 表决方式有举手表决，口头表决，电子投票，或书面投票。
- 参加表决的委员应当符合法定人数。会议只有在符合法定人数的情况下才能做出决定。
- 按多数意见做出决定。多数意见是指超过伦理委员会组成人数的半数。
- 当场公布表决的结果。

4.2B 伦理委员会应当按照同意研究的标准，做出同意，必要的修改后同意，不同意，终止或暂停已同意的研究的审查决定。

> **审查意见**

同意研究的标准：

- 研究具有科学价值和社会价值。
- 受试者的风险最小化。
  - ✧ 通过采用与合理的研究设计相一致，且避免受试者暴露于不必要风险的研究程序，使受试者的风险减少到最低限度。
  - ✧ 在任何适当的情况下，通过采用受试者诊断或治疗需要执行的程序，使受试者的风险减少到最低限度。
- 受试者的风险与其参加研究的预期获益（如有）以及可以合理预期产生的知识的重要性相比是合理的。
- 在适当的情况下，研究有合适的数据安全监查计划。
- 基于对研究目的，进行研究的环境，涉及弱势人群研究的特殊问题，选择标准和招募程序的考虑，确认受试者的选择是公平的。
- 将征求每位潜在受试者或其监护人的知情同意，确认获取知情同意过程的计划安排和知情同意文件提供的信息符合规范要求，并有适当的文件证明知情同意。
- 在适当的情况下，研究有合适的规定以保护受试者的隐私。
- 在适当的情况下，研究有合适的规定以维护数据的机密性。
- 当部分或所有受试者可能容易受到胁迫或不当影响时，研究包括附加的保护措施，以保护这些受试者的权益和安全。

决定选项的定义：
- 同意：同意研究项目，或同意修正案，或同意研究继续进行，或同意研究完成。
- 必要的修改后同意：要求对方案及其附属文件进行修改或澄清，然后提交复审。
- 不同意：不同意研究方案，不同意修正案。
- 终止或暂停已同意的研究：终止是指伦理委员会永久停止已同意研究的所有活动。暂停是指伦理委员会暂时停止已同意研究的部分或所有活动。此外，还包括伦理委员会"同意"研究者/申办者提出的终止或暂停已同意的研究。

决定选项的标准：
- 同意：符合同意研究的标准。
- 必要的修改后同意：要求对方案及其附属文件进行必要的修改或澄清，以满足同意研究的标准。
- 不同意：研究本身不符合伦理审查同意研究的标准，或即使通过修改方案或补充材料信息，也无法满足"同意"研究的标准。
- 终止或暂停已同意的研究：研究项目不再满足、或难以确定是否继续满足"同意"研究的标准。研究过程中出现重大问题，需要暂停后进行再次评估。"暂停研究"可以仅仅是暂停入组新的受试者。伦理委员会可以终止或暂停对受试者造成非预期的严重伤害的研究，或者未按法规和伦理委员会要求实施的研究。

终止或暂停已同意研究的决定，伦理审查需要考虑：
- 受试者退出研究的安全监测。
- 受试者退出研究后的医疗安排。
- 如果终止或暂停研究允许在研受试者继续完成研究观察，是否要求在研受试者转给其他研究人员，并在独立的监督下继续研究。
- 要求研究者通知受试者关于伦理委员会终止或暂停研究的决定。
- 告知研究者，伦理委员会"暂停研究"的项目在没有得到伦理委员会重新同意前，不能开始继续研究。

5 伦理委员会办公室

伦理委员会办公室是伦理委员会履行审查职责的支持部门，负责审查事务的管理，文件与信息的管理。

5.1 审查事务管理

5.1A 伦理委员会办公室应当定义伦理审查的送审类别，规定送审程序和送审文件清单。

> **送审管理**

伦理委员会办公室应当制定伦理审查的送审指南，定义送审类别，规定送审程序和送审文件清单，以及伦理审查送审者须知的其他事项。

定义伦理审查的送审类别：

初始审查申请：涉及人的生物医学研究项目，研究者应当在研究开始前提交伦理审查，经审查同意后方可实施。

修正案审查申请：①为避免研究对受试者的紧急危害，研究者可在伦理委员会同意前修改研究方案，事后应当及时将修改研究方案的情况及原因报告伦理委员会。②研究过程中若变更研究者，或对研究方案、知情同意书、招募材料、以及提供给受试者的任何其他书面资料的修改，研究者应当获得伦理委员会同意后执行，除非研究方案的修改仅涉及研究管理或后勤方面，例如更换监查员、变更电话号码、变更药品批号。

研究进展报告/年度报告：研究者应当按照伦理审查意见所要求的年度/定期审查频率，在截止日期前 1 个月提交研究进展报告，或者按要求提交临床研究的年度报告。如果伦理审查同意研究的有效期到期，可以通过研究进展报告申请延长有效期。

安全性报告：除试验方案或者其他文件（如研究者手册）中规定不需立即报告的严重不良事件外，研究者应当立即向申办者报告所有的严重不良事件，随后应当及时提供详尽、书面的随访报告。研究者应当按研究方案的要求和时限向申办者报告方案中规定的、对安全性评价重要的不良事件和实验室异常值。研究者应当向伦理委员会提交申办者提供的安全性报告：①可疑且非预期严重不良反应（SUSAR）：应当向伦理委员会快速报告。快速报告的时限要求：致死或危及生命的应在首次获知后 7 天内报告。非致死或危及生命的应在首次获知后 15 天内报告。随访报告应在获得新信息起 15 天内。②其他潜在的严重安全性风险信息：明显影响药品风险获益评估的信息或可能考虑药品用法改变，或影响总体药品研发进程的信息应当尽快报告，例如，预期的、严重的不良反应，其发生率增加，判断具有临床重要性；对暴露人群有明显的危害，如在治疗危及生命疾病时药品无效；在新近完成的动物试验中的重大安全性发现（如致癌性）。从其他来源获得的与试验药物相关的非预期严重不良反应及其他潜在严重安全性风险的信息应当快速报告。③年度安全性报告：这是申办者的研发期间安全性更新报告中的执行概要，并附严重不良反应（SAR）累计汇总表，以及最新修订版的研究者手册副本。

偏离方案报告：①为避免研究对受试者的紧急危害，研究者可在伦理委员会同意前偏离研究方案，事后应当及时向伦理委员会报告任何偏离已同意方案之处并作解释。②增加受试者风险或者显著影响临床试验实施的偏离方案，研究者/申办者应当及时向伦理委员会报告。其他的偏离方案，可以定期汇总向伦理委员会报告。增加受试者风险或者显著影响临床试验实施的偏离方案包括: A 严重偏离方案: 研究纳入了不符合纳入标准或符合排除标准的受试者, 符合终止试验规定而未让受试者退出研究, 给予错误的治疗或剂量, 给予方案禁止的合并用药等情况; 或者可能对受试者的权益和安全、以及研究的科学性造成显著影响的情况。B 持续偏离方案 (指同一研究人员的同一违规行为在被要求纠正后, 再次发生), 或者研究者不配合监查/稽查, 或者对违规事件不予以纠正。

终止或暂停研究报告: 研究者/申办者暂停或提前终止临床试验, 应当及时向伦理委员会报告。

研究完成报告: 研究完成后, 研究者应当向研究机构报告; 向伦理委员会提交研究完成报告, 以证明研究的完成; 向政府监督管理部门提交所要求的临床试验相关报告。

复审申请: 按伦理审查意见"必要的修改后同意", 对方案进行修改后, 应当提交复审, 经伦理委员会审查同意后方可实施。如果对伦理审查意见有不同的看法, 可以通过复审申请的方式提出不同意见, 请伦理委员会重新考虑决定。

送审:

送审程序相关的信息:

- 伦理送审材料的受理地点, 联系人和联系方式。
- 送审文件清单, 以及语言、格式、份数要求。
- 与审查日期相关的截止日期。
- 如何获知已经受理, 或者需要补充/修改材料。
- 受理至传达审查决定的时限。
- 审查费用。

研究者应当能方便地获得送审文件清单, 以及所需填写的送审表格。

研究者能够获得知情同意书的设计模板。

初始审查的送审文件:

- 研究方案及其修订版, 病例报告表。
- 知情同意书及其修订版。
- 受试者的招募广告。
- 提供给受试者的其他书面资料。
- 研究者手册, 现有的安全性资料。
- 包含受试者补偿和支付信息的文件。
- 研究者资格的证明文件。
- 伦理委员会履行其职责所需要的其他文件。例如, 要求提供知情同意书内容以外的资料和信息,其他伦理委员会或政府监督管理部门对研究的修改意见或否定性意见。
- 初始审查申请表。

初始审查申请表: 申请表应当概述伦理审查同意一项研究所需的信息:

- 研究目的。
- 研究的科学依据。
- 研究程序, 说明其中用于诊断和治疗目的的程序。
- 研究相关损害的风险。

- 研究潜在的获益。
- 纳入标准与排除标准。
- 研究实施的环境（研究条件，医疗条件，文化习俗，经济水平）。
- 监测受试者安全性数据的规定。
- 招募方式与程序。
- 给予受试者补偿的数额和支付时间表。
- 获取知情同意过程的计划安排：实施知情同意面谈的场所和人。提供同意或许可的人。获取知情同意的时间安排。为减少胁迫或不当影响的可能性所采取的措施。获取知情同意者所使用的语言，潜在受试者或其监护人所能理解的语言。
- 保护受试者隐私利益的规定。
- 维护可识别数据机密性的规定。
- 研究是否涉及弱势群体或个体，如果部分或全部受试者可能是弱势的，描述附加的保护措施。

年度/定期审查的送审文件：
- 研究进展报告，或年度报告。
- （如果存在不需要提交伦理审查的、仅涉及临床研究管理或后勤方面的方案修改）方案修改的详细说明。

研究进展报告或年度报告应当包括以下信息：
- 累计入组的受试者人数。
- 在研的受试者人数。
- 累计退出研究的受试者人数，退出的原因。
- 方案的修改（伦理审查需要确认自从上次审查同意后方案没有发生任何实质性的修改）。
- 自上次伦理审查以来，增加受试者风险或者显著影响临床试验实施的非预期问题的概要。
- 研究者基于研究结果对当前风险与潜在获益的评估。

要求研究者及时报告增加受试者风险或者显著影响临床试验实施的非预期问题：
- 为消除对受试者紧急危害的试验方案的偏离或者修改。
- 增加受试者风险和/或显著影响试验实施的改变。
- 所有可疑且非预期严重不良反应。
- 可能对受试者安全或临床试验实施产生不利影响的新信息。例如：
  ◇ 研究中心条件变化，对研究实施产生重大影响，或者减少受试者的保护措施或获益，增加受试者风险的情况。
  ◇ 来源于受试者的抱怨，最新的文献，数据监查委员会，期中分析，其他相关临床试验的报告等的非预期问题。
  ◇ 研究项目被监管部门终止或暂停。

5.1B 伦理委员会办公室应当根据初始审查、跟踪审查和复审的性质,选择合适的审查方式。

> **审查方式**

一般由具有管理权限者或具有相关职业经验的秘书负责决定送审项目的审查方式。

伦理委员会可以指定 1~2 名医学专业背景的委员负责安全性报告的审查,并由其决定是否提交会议审查。

会议审查的适用范围,例如:

- 初始审查:受试者风险大于最低风险,涉及弱势人群和个人隐私及敏感性问题的研究。
- 跟踪审查:增加受试者风险或显著影响研究实施的非预期问题。
- 复审:伦理审查提出与同意研究标准相关的实质性修改意见,或要求进一步澄清、解释,或提供更多的补充信息(例如,请说明为什么允许年龄小于 18 周岁的未成年人参加研究,请补充说明设置安慰剂对照的理由),伦理委员会应当对所提交的复审采用会议审查的方式。

快速审查的适用范围,例如:

- 初始审查:受试者风险不大于最低风险,且不涉及弱势人群和个人隐私及敏感性问题。
- 跟踪审查:已同意的方案的较小修改。所谓较小修改是指该修改不影响同意研究的标准中的任一条款。
- 跟踪审查:没有受试者入组且未发现额外风险,或者已完成研究相关的干预,研究仅是对受试者的跟踪随访。
- 跟踪审查:如果多中心临床研究增补的研究中心同意执行伦理审查已经同意的方案,中心伦理委员会可以将增补研究中心视为较小修改而采用快速审查方式。
- 复审:伦理审查提出明确的或较小的修改意见(例如,受试者年龄必须在 18 周岁以上,放弃安慰剂组),伦理委员会为了验证这些修改,可以对所提交的复审采用快速审查的方式。

快速审查的程序:

快速审查同意研究的标准与会议审查相同。

快速审查如果有否定性意见,或主审委员提出需要会议审查,快速审查项目应当转入会议审查。

快速审查"同意"的研究项目,主任委员可以签发审查意见。

快速审查的意见应当在下一次伦理委员会的审查会议上报告。

5.1C 伦理委员会办公室应当遵循程序规定,选择胜任的主审委员。

> **选择主审委员**

一般由具有管理权限者或具有相关职业经验的秘书负责选择主审委员。

选择主审委员的程序:

- 选择主审委员的责任者应当熟悉或能够方便地查询委员的资格和履历信息,以帮助选择胜任的主审委员。
- 研究项目的科学审查应当至少有 1 名具有相关专业知识的委员担任主审,或者聘请具备相关专业知识的独立顾问对研究项目的科学审查提供咨询意见,或者伦理委员会能够按既定程序获得专家委员会的科学审查结果(参见 3.1.2B)。
- 如果研究项目涉及特定的社会文化、弱势受试人群,或法律法规,应当至少有 1 名具有相关知识的委员担任主审,或聘请具备相关知识的独立顾问提供咨询意见。
- 只有具备职业能力的、有经验的委员才能担任快速审查项目的主审委员。

提供审查工作表:

主审委员使用审查工作表进行审查。审查工作表应当区分不同的研究类型和审查类别,以保证主审委员在审查中考量了同意研究标准相关的所有伦理要点。

如果伦理委员会经常审查涉及没有能力给予知情同意的人群,应当制定针对此类人群知情同意过程的书面审查要点。

5.1D 伦理委员会办公室应当根据审查需要咨询的问题,聘请合适的独立顾问。

➢ **聘请独立顾问**

委员可以提出聘请独立顾问,或者由具有管理权限者或具有相关职业经验的秘书确定有需要聘请独立顾问的情况。

需要聘请独立顾问的情况:
- 委员的专业知识不能胜任研究方案的科学审查。
- 委员的社会文化背景与受试者明显不同,例如民族文化,儿童的心理特点。
- 委员审查有需要咨询的其他问题。

聘请独立顾问的程序:
- 提出或确定审查项目有需要咨询的问题。
- 根据需要咨询的问题,选择合适的独立顾问。独立顾问可以是科学、医学、药学、法学、伦理学领域的专家,或者是熟悉受试人群社会文化或心理特点的人士。一般不邀请有利益冲突的人员担任独立顾问,除非无法找到其他能够回答所咨询问题的合适的人员。
- 选择独立顾问的人员应当熟悉或能够方便地查询独立顾问的资格和背景信息,以帮助选择合适的独立顾问。
- 独立顾问应当对审查项目的商业秘密和受试者私人信息保密。
- 独立顾问以咨询工作表和参加审查会议的方式向伦理委员会提供咨询意见,但不参与审查会议的讨论和决定,没有表决权。

主审委员也可以在主审过程中直接联系专家以获得咨询意见,并应当在审查工作表中记录咨询对象、咨询问题和咨询意见。

主审委员也可以在主审过程中就其所关注的问题直接与研究者交流,并应当在审查工作表中记录问题,以及研究者的解释或答复。

5.1E 伦理委员会办公室负责组织审查会议，安排会议时间，制定会议日程，保证委员的审查能够获得足够的信息，并保证会议符合法定人数。

> 组织审查会议

书面文件应当说明伦理委员会办公室组织审查会议的程序。

安排会议时间：

- 安排例行审查会议的时间表，保证审查的及时性。
- 根据待审项目的数量，必要时安排临时审查会议，以保证研究项目能够及时审查。
- 根据审查项目的紧急程度，安排紧急审查会议，以保证受试者的权益和安全。

制定会议日程：

应当合理安排每次会议审查的项目数量，以保证每项审查都有足够的时间讨论，以解决争论的问题。会议审查的事项有：

- 会议报告的事项：上次会议记录，上次会议后的快速审查项目，现场访查，受试者抱怨的处理。
- 会议审查的项目。

保证委员的审查能够获得足够的信息：

程序文件应当说明如何保证委员在会前有足够的时间接收审查材料并进行审查。

程序文件应当规定送达委员（包括替补委员）预审的材料目录，送达主审委员的材料目录，保证委员的审查能够获得足够的信息，以判断研究项目是否满足同意研究的标准。

受委托审查的伦理委员会，应当有程序规定什么情况下需要现场访查获取审查所需的信息，以及如何获取这些信息。

保证会议符合法定人数：

程序文件应当说明如何保证至少有一名具有研究项目科学审查所需相关专业知识的委员出席审查会议，或者说明如何保证审查会议知晓专家的咨询意见，否则应当推迟至下次会议。

当审查涉及弱势人群的研究项目时，程序文件应当说明如何保证有熟悉此类人群特点、或有与此类人群相关工作经验的委员出席审查会议，或者获得专家的咨询意见，否则应当推迟至下次会议。

审查项目表决的法定人数应当超过全体委员的半数且不少于7人，并包括各类别的委员。

有利益冲突的委员不计入表决的法定人数，并在会议记录中记录为退出，说明退出的原因是利益冲突。

如果在会议期间委员人数不再符合法定人数（包括有利益冲突的委员退出后，或委员因事提前退席），则在恢复法定人数之前不能投票表决。

程序文件应当说明谁负责确定会议的表决是否符合法定人数，以及如何在会议开始和表决程序中记录法定人数。

视频审查会议的技术支持：

程序文件应当说明用于满足视频审查会议需要的技术支持，例如：

- 视频会议的适用范围和程序要求。
- 委员能够利用网络信息技术审阅送审材料。
- 委员能够在视频会议上进行审查提问、讨论和表决。

5.1F 伦理委员会办公室应当有效和及时地传达伦理审查的决定。

> **传达审查决定**

有效传达审查决定

决定文件的信息：

- 一般信息：审查的研究项目名称、送审文件和日期，伦理委员会名称和地址，参与项目审查的伦理委员会委员名单，审查同意的文件（注明版本号和版本日期），伦理委员会组成和运行的合规性声明。
- 肯定性决定：告知同意的事项，对研究者实施研究的要求，以及跟踪审查的要求。涉及中国人类遗传资源需要报批或备案的研究项目，需告知在获得中国人类遗传资源管理办公室批准或备案后才能开始研究。
- 条件性决定：具体说明伦理审查提出修改的文件和意见，需要进一步说明的问题，以及提交复审的程序。
- 否定性决定：清楚地说明否定的理由和伦理审查的相关考虑，并告知研究者和申办者如果有不同意见，可以就有关事项做出解释，提交复审申请。
- 年度/定期审查频率，并标注起止日期。
- 同意研究的有效期限，并标注起止日期。
- 伦理委员会主任委员或被授权者签字并注明日期。
- 伦理委员会的联系方式。

书面文件应当说明年度/定期审查和同意研究的有效期限的起止日期的计算方法：起始日期以决定文件的签署日期为准；截止日期应当说明是期限内的最后日期还是超过期限的第一个日期。

书面文件应当说明如何规定同意研究的有效期限，例如，同意研究的有效期限与年度/定期审查的频率一致，或者与预计的研究时间一致。

传达的对象：

决定文件应当传达至研究者、研究机构、申办者或者其委托的 CRO。

审查意见的解释与沟通：

通知审查意见时，研究者如果有疑问，秘书应当向研究者解释审查所关注的伦理问题。某一伦理问题的以往处理措施不再适用时，应当做出清晰、合理的解释。

应当告知研究者，如果有不同意见，除了可以提交复审以外，还可以通过电子邮件，电话，或约谈的方式，与委员进行直接沟通。

及时传达审查决定

从受理至传达决定的审查时限一般不超过 25 个工作日。审查时限的起始日从受理开始，研究者或申办者补充材料不记入审查时限。

- 受理：当场对送审材料进行形式审查，向研究者发放受理通知书，或一次性告知补充/修改材料。
- 处理：受理至审查不超过 20 个工作日。
- 传达决定：决定至传达不超过 5 个工作日。

5.2 文件与信息管理

5.2A 伦理委员会办公室应当保存一套完整的管理类文档和审查类文档，保证文档安全和保密，允许授权人员查阅。审查项目文档的保存时间应当符合法规规定，并满足申办者的要求。

➢ **文档管理**

文档按管理类和审查类进行分类管理，标识清晰，存放有序。文档可以是纸质文件或电子文件，或者两者兼有。

管理类文档：

- 相关的法律、法规、政策和指南。
- 伦理委员会制度、指南和操作程序。
- 委员文档：任命文件，委员名册（信息包括：姓名，伦理委员会的职务，性别，职业，工作单位，非本机构委员应当有不是本机构任何成员直系亲属的说明），委员履历（包括与审查能力相关的委员履历背景：教育经历，职业经历，研究经历，伦理委员会工作经历，与弱势受试者相关的工作或生活经历），培训记录，遵循利益冲突政策的声明，保密承诺。
- 独立顾问文档。独立顾问名册（含有专业资格或社会文化背景信息），遵循利益冲突政策的声明，保密承诺。

审查类文档：

会议文档

- 会议日程，会议签到表，会议记录。

项目文档：建档、存档与归档

- 建档：按审查项目建档。待审项目文档单独存放，避免遗漏提交审查。
- 存档：按审查活动的阶段及时存档，保存完整（包括该项目历次的送审文件，审查工作表，审查决定，以及沟通交流记录等）。按审查活动的先后整理排序。审查项目文件记录应当能够重建伦理委员会项目审查和决定的相关活动。
- 归档：研究项目完成后，审查项目文档应当归档。

保存时间：

- 审查类文档的保存时间应当符合法规的规定，并满足申办者的要求。

安全与保密：

- 书面文件应当规定档案室的安全防护要求。
- 书面文件应当规定审查类纸质文档的保密要求。
- 书面文件应当规定审查类电子文档的管理权限，电子数据的容灾、备份与恢复的要求。

秘书应当经过培训，理解并执行文档与信息管理的安全和保密要求，保护申办者的商业秘密，保护受试者身份和隐私信息。

查阅：

书面文件应当规定文档与信息的查阅权限和程序。

管理类文档：研究者、申办者或者监督管理部门可以要求伦理委员会提供其标准操作规程和委员名册。

审查项目类文档：应当允许政府监督管理部门的检查人员查阅。第三方认证审核或质量检查，应当在协议中约定保密的要求。

5.2B 伦理委员会办公室应当对伦理委员会的审查和决定形成文件记录。

➤ **审查记录**

伦理委员会的审查和决定应当形成文件记录。文件记录包括审查会议的会议记录，快速审查的项目审查记录。文件记录可以是纸质或电子形式。

审查活动的文件记录是决定文件的依据，是伦理委员会的重要文件之一。

会议记录的信息：

一般信息：

- 伦理委员会名称。
- 会议日期，起止时间，地点。
- 出席会议的人员姓名，包括：委员，替补委员，独立顾问，秘书，其他人员。
- 会议主持人。
- 利益冲突声明。

项目的审查信息：

- 审查的研究项目名称。
- 记录存在利益冲突而退出的、或因故中途退出的委员姓名。
- 记录审查的提问和答疑。
- 记录讨论的问题，不同意见与理由，及其解决的结果，如：委员讨论了补偿款是否会对孩子及其父母产生不正当影响，确定 50 元的玩具礼品券比直接支付现金更合适，且不会造成过度劝诱。即使委员对争议问题的讨论和解决的结果与研究方案的规定是一致的，会议记录仍然应当概述存在不同意见问题的讨论和解决结果。
- 记录具体的修改意见及其理由。
- 记录不同意的理由。
- 变更或豁免知情同意，应当记录同意所依据的标准，该研究项目的特定理由，以证明变更或豁免知情同意的合规性。
- 涉及孕妇、胎儿、新生儿、儿童的研究，应当记录同意所依据的标准。
- 记录讨论所形成的审查意见。如果对审查项目的多项修改均存在不同意见，应当记录对每一修改意见逐项表决的动议，以及每项表决的结果。
- 记录表决委员是否符合法定人数。
- 记录表决结果。
- 记录审查确定的年度/定期审查的频率。

会议记录形成的程序：
- 整理：依据审查会议的会议笔记或录音，会后整理成会议记录，整理者签字。
- 审核：主任委员、或授权的审查会议主持者审核、签字。
- 报告：会议记录提交下次审查会议报告。

快速审查项目的记录：
- 审查工作表。
- 主审委员的沟通交流记录。
- 主任委员审签的审查意见。

5.2C 伦理委员会办公室应当有效管理年度/定期审查的信息，同意研究的有效期限的信息，以及待提交复审项目的信息。

> **信息管理**

按伦理委员会要求的年度/定期审查频率提交的研究进展报告或年度报告，是伦理委员会定期审查受试者风险的主要措施，也是研究遵循伦理准则的重要指标之一。

在伦理审查同意研究的有效期限内开展研究，是研究合法性的指标之一。

伦理审查意见如果是"必要的修改后同意"，在修改后应当提交复审，获得伦理委员会对研究项目的同意，或对修正案的同意，这也是研究合法性的指标之一。

有效管理：

伦理委员会办公室应当对年度/定期审查的信息，同意研究的有效期限的信息，以及待提交复审项目的信息进行有效管理，必要时，与研究管理部门协作，对不依从进行纠正。
- 建立并有效管理年度/定期审查信息的数据库，或采用其他方式，以便能够提前通知研究人员提交研究进展报告，或者年度报告。
- 建立并有效管理同意研究的有效期限信息的数据库，或采用其他方式，以便能够提前通知研究人员提交延长同意研究的有效期限的申请。对于超过同意研究有效期限的研究项目，伦理委员会办公室应当通知研究者报告伦理委员会。
- 建立并有效管理待提交复审项目的数据库，或采用其他方式，以便在超过合理期限仍未提交复审，能够通知研究人员提交复审或说明原因。

6 研究者和研究人员

有资格、经验和能力、尽责的研究者和研究人员能为受试者提供最好的保护。作为受试者保护体系的一部分，组织机构应当认定研究者资格，培训和提高研究者和研究人员保护受试者的能力。

6.1 遵循伦理准则

6.1A 研究者和研究人员应当遵循伦理审查体系的监管要求，知晓哪些活动属于涉及人的生物医学研究，并在伦理审查体系的监管范围内，必要时寻求指导。

➤ **遵循伦理审查体系的监管要求**

研究者和研究人员应当能够方便地获得伦理审查体系监管要求的知识和规定，例如通过机构网站的研究者网页，或者组织机构编写的研究者手册，或者向研究者和研究人员提供同样的制度和程序文件。

遵循组织机构伦理审查体系的监管要求，研究者和研究人员应当知晓：

- 哪些活动属于涉及人的生物医学研究并在伦理审查体系的监管范围内（参见 3.1.2A）。
- 伦理审查的送审类别及其定义（参见 5.1A）。
- 伦理审查的送审责任和程序，以及所需的送审文件（参见 5.1A）。
- 必要时，研究者和研究人员知晓可从哪里获得建议和指导。

6.1B 研究者和研究人员应当遵循利益冲突管理规定，识别并公开经济利益冲突，使该利益冲突的影响最小化。

➤ **遵循利益冲突管理规定**

研究者和研究人员应当能够方便地获得利益冲突管理的知识和规定，例如通过机构网站的研究者网页，或者组织机构编写的研究者手册，或者向研究者和研究人员提供同样的制度和程序文件。

遵循组织机构利益冲突管理的政策和程序，研究者和研究人员应当知晓：

- 利益冲突的定义（参见 3.1.3B）。
- 应当披露个人的哪些经济利益（参见 3.1.3B）。
- 个人经济利益如何公开、何时公开、向谁公开（参见 3.1.3B）。
- 如果研究者和研究人员与审查研究项目的伦理委员会分别隶属不同的法人机构，研究者和研究人员应当知晓如何、何时、向谁公开经济利益冲突。

6.1C 研究者应当依据专业标准，并以最大限度减少受试者风险的方式设计一项研究。

➤ **研究设计**

研究者应当根据专业标准采用合理的研究设计，并以最大限度减少受试者风险的方式设计一项研究。

如果研究者不负责研究方案的设计，他们在同意参加研究前，应当判断研究设计是否科学合理，是否最大限度减少了受试者的风险。

在研究过程中，如有必要，研究者可以提出修改研究设计，以减轻研究的潜在伤害。

研究设计：专业标准（参见 **4.1A**）

- 研究有充分的科学依据，临床前和临床信息足以支持所提议的研究。
- 研究设计科学合理，临床研究方案清晰、详细、可操作。

研究设计：最大限度减少受试者风险

- 受试者风险最小化：考虑研究程序的合理性，以及采用其他风险较小的程序是否合适。考虑采用受试者诊断或治疗需要执行的程序是否合适。（参见 **4.1B**）
- 权衡风险与获益：通过权衡受试者接受研究干预和程序的风险与受试者参加研究的预期获益（如有）以及可以合理预期产生的知识的重要性，评估该风险是否可以接受（参见 **4.1B**）。
- 安全监查：大于最低风险的研究，方案应当有合适的数据安全监查计划（参见 **4.1C**）。

6.1D 研究者开展每项研究，应当确定具备保护受试者所需的资源。

> **确定具备保护受试者所需的资源**

研究者应当拥有相关资源来开展研究，以保护受试者的权益和安全。

研究者开展每项研究，应当确定具备保护受试者所需的资源：

- 研究者应当知晓保护受试者所需的资源包括哪些（参见 **4.1B**）。
- 如果没有足够的保护受试者所需的资源，研究者不应当开始一项研究。
- 如果研究过程中，不再可以获得所需的受试者保护资源，研究者应当停止一项研究。

6.1E 研究者和研究人员应当以公平的方式招募受试者。

> **以公平的方式招募受试者**

以公平的方式招募受试者，研究者和研究人员应当知晓：

- 公平的准则（参见 **4.1D**）。
- 招募过程中（包括招募广告、受试者的补偿）如何避免胁迫或不当的影响（参见 **4.1D**）。

6.1F 研究者和研究人员应当采用与研究类型和受试人群相适应的知情同意过程及文件，帮助受试者在知情、理解和自愿的基础上做出决定。

> **获取知情同意**

研究者和研究人员将征求每位潜在受试者或其监护人的知情同意：

- 获取知情同意过程的计划安排符合伦理准则（参见 **4.1E**）。
- 知情同意文件提供的基本信息和适当的附加信息符合规范要求（参见 **4.1E**）。
- 有适当的文件证明知情同意（参见 **4.1E**）。

- 研究者和研究人员获得可能影响受试者继续参与研究意愿的新信息,应当及时书面告知受试者或其监护人 (参见 **4.1E**)。

6.1G 研究者和研究人员应当关注并以适当的方式回应受试者的担忧、抱怨或信息要求。

> **关注和回应受试者的诉求**

对于受试者的诉求,研究者和研究人员:

- 有责任关注受试者的担忧、抱怨或获取信息的要求。
- 有责任向受试者提供他们可靠的联系方式。
- 有责任以适当的方式回应受试者的担忧、抱怨或获取信息的要求。
- 在难以处理受试者的诉求或抱怨的情况下,研究者和研究人员应当与伦理委员会办公室和组织机构其他相关部门协作,回应和处理受试者的诉求或抱怨(参见 **3.1.7A**)。

6.2 规范实施研究

6.2A 研究者应当具有研究职能所要求的资格, 负责做出医学判断和临床决策的研究者和研究人员应当具有执业医师资格。

> **具有研究的资格**

研究者的资格:

- 研究者通过教育、培训和经验, 获得研究职能所要求的资格, 以承担实施研究的责任。
- 研究者应当根据申办者、伦理委员会和政府监督管理部门的要求,提供最新的工作履历和相关资格证明文件。
- 组织机构批准研究立项的同时, 授权研究者承担临床研究项目的职责。

负责医学判断和临床决策的研究者和研究人员应当具有执业医师资格:

- 研究者为临床医生、或其授权的临床医生,需要承担所有与临床试验有关的医学决策责任。
- 在临床试验和随访期间,受试者发生与试验相关的不良事件,包括有临床意义的实验室异常时, 研究者和研究人员应当确保受试者得到妥善的医疗处理。
- 在受试者同意的情况下,研究者和研究人员可以将受试者参加试验的情况告知相关的临床医生。
- 受试者可以无理由退出临床试验。研究者和研究人员在尊重受试者个人权利的同时,应当尽量了解其退出理由。

6.2B 研究者负责授权研究人员, 委派合适的研究任务和责任,并对研究保持适当的监管,确保研究人员履行所授权的职责, 产生可靠的数据。

> **研究者授权研究人员并对研究保持适当的监管**

研究者委派研究任务和责任，应当确保：

- 授权的研究人员具有履行授权的研究职能所要求的资质。
- 授权的研究人员充分了解各自在试验中的分工和职责。
- 授权的研究人员充分了解试验方案、以及试验产品的正确使用方法。
- 研究者保存一份由其签署的职责分工授权表。
- 研究者和临床试验机构授权临床试验机构以外的单位承担试验相关的职责，应当获得申办者同意。

研究者对研究保持适当的监管：

研究者应当建立完整的程序，对研究实施保持适当的监管，以确保所授权的研究人员执行临床研究相关的职责，产生可靠的数据。

- 研究者应当监督研究现场的数据采集、各研究人员履行其工作职责的情况。
- 研究者应当确保所有临床试验数据是从临床试验的源文件和试验记录中获得的，是准确、完整、可读和及时的。
- 研究者应当确保各类病例报告表及其他报告中的数据准确、完整、清晰和及时，病例报告表中数据与源文件一致。
- 当研究人员需要帮助时，研究者应当提供指导。

6.2C 研究者和研究人员应当遵循 GCP 和临床研究相关的法律法规，遵循伦理委员会同意的方案开展研究。

> **遵循法规和方案开展研究**

研究者和研究人员应当遵循 GCP 和临床研究相关的法律法规，遵循伦理委员会同意的方案开展研究。

研究者修改研究方案，需要经过申办者同意，并提交伦理委员会审查。

研究者或研究人员偏离研究方案，应当书面文件记录任何的方案偏离并做出解释。

为了消除对受试者的紧急危害，在未获得伦理委员会同意的情况下，研究者修改或者偏离研究方案时，应当及时向伦理委员会、申办者报告，并说明理由。

研究者应当采取措施，避免使用试验方案禁用的合并用药。

6.2D 研究者和研究人员应当遵循 GCP 和临床研究相关的法律法规，组织机构的制度和程序，以及伦理委员会的报告要求，对研究过程中发生的应当报告的事项提交报告。

> **依法提交报告**

研究者和研究人员应当知晓研究过程中发生的哪些事项应当报告，向谁报告：

- 研究者和研究人员应当向申办者报告所有严重不良事件（SAE），但方案或者其他文件（如研究者手册）规定不需要立即报告的 SAE 除外。
- 研究者和研究人员应当根据研究方案的规定，向申办者报告安全性评价重要的不良事件和实验室异常值。

- 研究者和研究人员应当向伦理委员会及时报告增加受试者风险或者显著影响临床试验实施的非预期问题（参见 5.1A）：为消除对受试者紧急危害的试验方案的偏离或者修改。增加受试者风险和/或显著影响试验实施的改变。所有可疑且非预期严重不良反应。可能对受试者的安全或者临床试验实施产生不利影响的新信息。

- 研究者和研究人员应当向伦理委员会提交申办者提供的安全性报告，包括SUSAR，其他潜在的严重安全性风险信息，年度安全性报告并附更新的研究者手册。

- 涉及死亡事件的报告，研究者和研究人员应当向申办者、伦理委员会提供其他所需要的资料，如尸检报告和最终医学报告。

- 研究者和研究人员应当向伦理委员会提交临床研究的年度报告，或者按照伦理委员会的要求提供进展报告。

- 研究者终止或暂停临床研究，研究者应当立即向研究机构、申办者和伦理委员会报告，并提供详细的书面说明，包括说明提前终止研究的原因，阐述以何种方式通知已入组的受试者，以及受试者的后续医疗和随访安排。

- 申办者终止或暂停临床试验，研究者应当立即向临床试验机构、伦理委员会报告，并提供详细书面说明。

- 伦理委员会终止或暂停已经同意的临床研究，研究者应当立即向研究机构、申办者报告，并提供详细书面说明。

- 研究完成后，研究者应当向研究机构报告；向伦理委员会提交研究完成报告，以证明研究的完成；向政府监督管理部门提交所要求的临床研究相关报告。

7. 参考文献

- 中华人民共和国认证认可条例，2016
- 中国合格评定国家认可委员会：CNAS-CC01_2015 管理体系认证机构要求，2015
- 中华人民共和国执业医师法，1998
- 中华人民共和国药品管理法，2019
- 国务院：医疗器械监督管理条例，2014
- 国家药品监督管理局，国家卫生健康委员会：药物临床试验质量管理规范，2020
- 国家卫生和计划生育委员会：涉及人的生物医学研究伦理审查办法，2016
- 国家卫生和计划生育委员会：医疗卫生机构开展临床研究项目管理办法，2014
- 国家中医药管理局：中医药临床研究伦理审查管理规范，2010
- ICH Expert Working Group: ICH E6_R2_Step_4: Guideline for Good Clinical Practice, 2016
- WMA：Declaration of Helsinki, Ethical Principles for Medical Research Involving Human Subjects, 2013
- WHO：Standards and Operational Guidance for Ethics Review of Health-related Research with Human Participants, 2011
- CIOMS：International Ethical Guidelines for Health-related Research Involving Humans, 2016
- AAHRPP (Association for the Accreditation of Human Research Protection Programs, Inc)：Evaluation Instrument for Accreditation, 2018
- Code of Federal Regulations Title21 Part 56.111 of the Food and Drug Administration

第三部分　审核工作表

认证机构文件编号：AF/DY-01/03.0

文件审核工作表

组织机构名称	
机构注册号	
审核事项	涉及人的生物医学研究伦理审查的体系文件
审核员	
审核日期	年　月　日　至　　　　年　月　日

3　组织机构

3.1　伦理审查体系的组织管理

3.1.1　体系管理

标准	审核要点	页码
3.1.1A	伦理审查体系的分管领导及其职责	
3.1.1B	伦理审查体系组织架构图	
3.1.1B	科研项目管理部门的职责	
3.1.1B	药物临床试验项目管理部门的职责	
3.1.1B	组织机构利益冲突管理部门的职责	
3.1.1B	研究者和研究人员利益冲突管理部门的职责	
3.1.1B	研究合同管理部门的职责	
3.1.1B	研究合同审计部门的职责	
3.1.1B	研究经费管理部门的职责	
3.1.1B	培训管理的部门职责	
3.1.1B	独立于研究人员的、负责与受试者沟通交流的部门职责	
3.1.1B	负责医学研究和伦理审查宣传活动的部门职责	
3.1.1B	伦理审查体系资源管理的部门职责	
3.1.1B	伦理审查体系质量管理部门的职责	
3.1.1B	伦理委员会的职责	
3.1.1B	伦理委员会办公室的职责	
3.1.1B	研究者和研究人员的职责	
3.1.1C	列出伦理审查体系所遵循的我国法律、法规、政策和指南	
3.1.1C	列出伦理审查体系所遵循的国际伦理指南	
3.1.1C	开展涉及基因检测、遗传信息等研究，列出所遵循的我国法律、法规、政策和指南，以及适用的国际指南。	
3.1.1C	规则差异的处理原则	
3.1.1C	伦理审查体系管理制度和操作文件的制订/修订的程序	
3.1.1C	伦理审查体系管理制度和操作文件的分发与回收的程序	

审核意见

3.1.2 研究项目管理

标准	审核要点	页码
3.1.2A	伦理审查体系监督管理的范围应当涵盖本机构承担的，以及在本机构内实施的所有涉及人的生物医学研究（包括利用人的信息和生物标本的研究）的管理规定	
3.1.2A	定义涉及人的生物医学研究	
3.1.2A	判断一项活动是否属于涉及人的生物医学研究的程序，以确保所有涉及人的生物医学研究都在伦理审查体系的监督管理范围内	
3.1.2B	在伦理审查前安排研究项目科学审查的程序（如适用）	
3.1.2C	药物/医疗器械临床试验项目应获得国家药品监督管理局对临床试验的同意，或备案，或符合豁免的条件的管理规定	
3.1.2C	试验用药物和试验用医疗器械的管理规定	
3.1.2C	同情使用临床试验用药物的管理规定（如适用）	
3.1.2D	跨国研究的管理规定（如适用）	

审核意见

3.1.3 利益冲突管理

标准	审核要点	页码
3.1.3A	组织机构经济利益冲突的管理规定	
3.1.3B	研究者和研究人员经济利益冲突的管理规定	

审核意见

3.1.4 合同管理

标准	审核要点	页码
3.1.4A	政府或组织机构资助的研究, 或者研究者发起的研究: 研究相关损害的免费医疗和补偿的规定	
3.1.4A	药物/医疗器械临床试验项目: 合同应当约定受试者发生研究相关损害的医疗费用和补偿的责任者的规定	
3.1.4B	药物/医疗器械临床试验项目: 合同应当约定监查和稽查发现严重或持续偏离方案应向机构和伦理委员会报告的规定	
3.1.4B	独立于研究机构的第三方伦理委员、或区域伦理委员会如果与申办者没有直接联系时, 如何获得监察和稽查发现严重或持续偏离方案报告副本的机制 (如适用)	
3.1.4C	药物/医疗器械临床试验项目: 合同应当约定申办者提交安全性报告的规定	
3.1.4C	独立于研究机构的第三方伦理委员、或区域伦理委员会如果与申办者没有直接联系时, 如何获得安全性报告的机制 (如适用)	
3.1.4D	药物/医疗器械临床试验项目: 合同应当约定申办者和研究者在公开研究结果方面的责任和分工的规定	
3.1.4E	药物/医疗器械临床试验项目: 合同应当约定研究结束后若发现涉及受试者重大健康问题且具有直接临床意义的信息, 申办者应向研究者和研究机构通报的规定	
3.1.4E	独立于研究机构的第三方伦理委员、或区域伦理委员会如果与申办者没有直接联系时, 如何获得研究结束后发现涉及受试者重大健康问题且具有直接临床意义的信息报告副本的机制 (如适用)	
3.1.4F	药物/医疗器械临床试验项目合同的审计程序	
3.1.4F	药物/医疗器械临床试验项目合同的审计清单	

审核意见

3.1.5 经费管理

标准	审核要点	页码
3.1.5A	研究经费与伦理审查费统一归口组织机构计财部门管理的规定	
3.1.5A	组织机构正式文件规定的伦理委员会审查项目的收费标准	
3.1.5A	组织机构正式文件规定的伦理委员会委员审查劳务费的支出标准	
3.1.5B	组织机构设立研究风险基金或其他预算科目，对政府资助、或组织机构资助或同意立项的研究者发起的研究课题，当受试者发生与试验相关的损害时，列支受试者的医疗和补偿费用的规定	

审核意见

3.1.6 培训管理

标准	审核要点	页码
3.1.6A	伦理审查体系各相关人员不同的培训内容和要求的规定	
3.1.6A	伦理委员会委员的培训程序	
3.1.6A	研究者和研究人员的培训程序	
3.1.6A	组织机构对伦理审查体系各相关人员培训执行情况的监管程序	

审核意见

3.1.7 与受试者的沟通交流

标准	审核要点	页码
3.1.7A	伦理委员会办公室受理和处理受试者诉求和意见的程序	
3.1.7B	组织机构网页截图, 或其他材料证明: 面向公众开展医学研究和伦理审查的宣传活动	——

审核意见

3.1.8 资源管理

标准	审核要点	页码
3.1.8A	伦理审查体系资源配置的审核程序	
3.1.8A	如果组织机构某些管理职能（如合同管理，财务管理，利益冲突管理等）依赖于其他机构的服务时，确保该服务符合伦理审查体系要求的程序（如适用）	
3.1.8B	与其他组织机构共享伦理审查资源的政策	
3.1.8B	协作伦理审查的程序（如适用）	
3.1.8B	委托伦理审查的程序（如适用）	

审核意见

3.1.9 质量管理

标准	审核要点	页码
3.1.9A	内审员获得的培训合格证书	
3.1.9A	内审员的职责	
3.1.9A	伦理审查体系的内部审核程序	
3.1.9B	伦理审查体系的管理评审程序	
3.1.9C	管理人员回应研究人员对伦理审查体系问题（包括伦理审查程序）的建议的规定	
3.1.9D	组织机构纠正违反伦理准则的研究行为的程序	

审核意见

3.2 伦理委员会的组织管理

标准	审核要点	页码
3.2A	伦理委员会章程或管理制度	
3.2A	伦理委员会组织架构, 伦理委员会/分会的审查范围	
3.2A	伦理委员会组建、换届的程序	
3.2A	伦理委员会委员名册或任命文件	
3.2A	组织机构网页截图: 已按规定公开伦理委员会的组织信息	
3.2B	伦理委员会主任委员、委员、秘书履职能力的考核程序	
3.2B	组织机构评估与调整伦理委员会的委员与组成的程序	
3.2C	组织机构研究业务发展与伦理审查职能分开的规定	
3.2C	组织机构商业利益与伦理审查职能分开的规定（如适用）	
3.2D	组织机构书面授予伦理委员会独立审查的职能和权力	
3.2D	组织机构保证伦理委员会独立审查的规定	
3.2E	委员利益冲突的管理规定	
3.2E	独立顾问利益冲突的管理规定	

审核意见

4　伦理委员会

4.1　审查

标准	审核要点	页码
4.1A	研究的科学价值和社会价值的审查要点	
4.1B	受试者的风险最小化的审查要点	
4.1B	权衡受试者的风险与获益合理性的审查要点	
4.1B	受试者保护所需资源的审查要点	
4.1C	数据安全监查计划的审查要点	
4.1C	年度/定期审查频率的审查要点	
4.1C	跟踪审查应当重点关注的事项和审查要点	
4.1D	公平的准则，以及公平选择受试人群应当基于哪些考虑	
4.1D	招募广告的审查要点	
4.1D	给予受试者补偿安排的审查要点	
4.1E	获取知情同意过程的计划安排的审查要点	
4.1E	知情同意文件提供的信息的审查要点	
4.1E	适当的文件证明知情同意的审查要点	
4.1E	受试者或其监护人无阅读能力，获取知情同意的审查要点	
4.1E	研究过程出现可能影响受试者继续参与研究意愿的新信息的审查要点	
4.1E	变更或豁免知情同意的审查要点	
4.1F	受试者的隐私保护的审查要点	
4.1G	可识别身份数据的机密性保护的审查要点	
4.1H	涉及弱势人群研究的附加保护的审查要点	
4.1H	涉及无知情同意能力成人研究的附加保护的审查要点	
4.1H	涉及儿童和青少年研究的附加保护的审查要点	
4.1H	涉及孕妇和哺乳妇女研究的附加保护的审查要点	
4.1H	紧急情况下许多患者将没有能力给予同意的研究,如果监护人不在场，是否可以豁免知情同意的规定	

审核意见

4.2 决定

标准	审核要点	页码
4.2A	审查会议规则: 讨论的要求, 表决的要求	
4.2B	同意研究的标准	
4.2B	决定选项 (同意, 必要的修正后同意, 不同意, 终止/暂停已同意的研究) 的定义	
4.2B	决定选项的标准	
4.2B	暂停或终止已同意研究的决定, 伦理审查的要点	

审核意见

5　伦理委员会办公室

5.1 审查事务管理

标准	审核要点	页码
5.1A	定义伦理审查的送审类别	
5.1A	送审程序	
5.1A	初始审查的送审文件清单	
5.1A	初始审查申请表模板	
5.1A	年度/定期审查的送审文件清单	
5.1A	研究进展报告和年度报告模板	
5.1A	要求研究者迅速报告增加受试者风险或者显著影响临床试验实施的非预期问题	
5.1A	供研究者参考的知情同意书的设计模板	
5.1B	会议审查的适用范围	
5.1B	快速审查的适用范围	
5.1B	快速审查的程序	
5.1C	选择主审委员的规则与程序	
5.1C	有不同研究类型和审查类别的审查工作表模板，能保证主审委员在审查中考量了同意研究标准相关的所有伦理要点	
5.1D	邀请独立顾问的规则与程序	
5.1E	安排审查会议的规则	
5.1E	制定会议日程的规则	
5.1E	保证委员的审查能够获得足够的信息的规定	
5.1E	保证会议符合法定人数的规定和要求	
5.1F	有效传达审查决定的规定	
5.1F	及时传达审查决定的规定	

审核意见

5.2 文件与信息管理

标准	审核要点	页码
5.2A	管理类文件的管理规定	
5.2A	审查项目文档的建档、存档、归档的规定	
5.2A	审查项目文档的安全和保密的规定	
5.2A	审查项目文档的查阅程序	
5.2A	审查项目文档保存时间的规定	
5.2B	会议记录的信息要求	
5.2B	会议记录形成的程序	
5.2B	快速审查项目的记录规定	
5.2C	有效管理年度/定期审查信息、同意研究文件有效期信息、待提交复审项目信息的规定	

审核意见

6　研究者和研究人员

6.1　遵循伦理原则

标准	审核要点	页码
6.1A	遵循伦理审查体系的监管要求的规定	
6.1B	遵循利益冲突管理的规定	
6.1C	研究项目设计的技术规范：依据专业标准，并以最大限度减少受试者风险的方式设计一项研究的要求	
6.1D	确定具备保护受试者所需资源的规定	
6.1E	以公平的方式招募受试者的规定	
6.1F	获取受试者或其监护人知情同意的规定	
6.1G	关注和回应受试者诉求的规定	

审核意见

6.2 规范实施研究

标准	审核要点	页码
6.2A	具有研究资格的规定	
6.2B	研究者授权研究人员，并对研究保持适当的监管的规定	
6.2C	遵循法规和方案开展研究的规定	
6.2D	依法提交报告的规定	

审核意见

认证机构文件编号：AF/DE-01.1/03.0

现场审核工作表 · 访谈：组织机构

审核事项	访谈组织机构的管理人员
审核员	
审核日期	年　　　月　　　日

3.1 伦理审查体系的组织管理
3.1.1 体系管理

部门	姓名	职务
体系领导		

标准	访谈要点	记录
3.1.1A	请问您如何管理伦理审查体系的运行和维护	
3.1.1B	请问在您机构的伦理审查体系中，负责研究项目管理、利益冲突管理、合同管理、经费管理、培训管理、与受试者的沟通交流、资源管理、质量管理的部门	
3.1.1C	请问在什么情况下需要组织修订伦理审查体系的管理制度、指南和操作程序	

审核意见

3.1.2 研究项目管理

部门	姓名	职务
科技管理部门		
药物临床试验机构		

标准	访谈要点	记录
3.1.2A	请说明您的机构如何判断一项科研活动是否属于涉及人的生物医学研究的程序	
3.1.2B	请问您的机构如何组织科研项目的前置科学审查，以及如何协调科学审查与伦理审查的程序（如适用）	
3.1.2C	请问您的机构如何管理试验用药物和试验用医疗器械	
3.1.2D	请问您的机构跨国研究活动相应的伦理审查程序（如适用）	

审核意见

3.1.3 利益冲突管理

部门	姓名	职务
监察部门或纪委		

标准	访谈要点	记录
3.1.3A	请问您的机构如何管理组织机构的经济利益冲突	
3.1.3A	作为关键的组织领导，您是否遇到存在利益冲突的情况，如何报告和处理的（如适用）	
3.1.3B	请问您的机构如何管理研究者和研究人员经济利益冲突	

审核意见

3.1.4 合同管理

部门	姓名	职务
科技管理部门		
药物临床试验机构		
审计部门		

标准	访谈要点	记录
3.1.4A	请问您的机构科研课题受试者发生研究相关的损害，医疗的费用和补偿如何处理的	
3.1.4A	请问药物/医疗器械临床试验如何合同约定研究相关损害的免费医疗和补偿	
3.1.4B	请问药物/医疗器械临床试验如何合同约定严重或持续偏离方案的报告	
3.1.4C	请问药物/医疗器械临床试验如何合同约定安全性报告	
3.1.4D	请问药物/医疗器械临床试验如何合同约定公开研究结果	
3.1.4E	请问药物/医疗器械临床试验如何合同约定研究结束后发现受试者重大健康信息的报告	
3.1.4F	请问您的机构如何审计药物/医疗器械临床试验合同的受试者保护责任条款	

审核意见

3.1.5 经费管理

部门	姓名	职务
计财管理部门		

标准	访谈要点	记录
3.1.5A	请问您的机构如何管理伦理审查的收费和委员审查的劳务支出	
3.1.5B	请问您的机构如果科研课题没有研究相关损害赔付的预算，如何列支受试者研究相关损害的医疗费用和补偿	

审核意见

3.1.6 培训管理

部门	姓名	职务

标准	访谈要点	记录
3.1.6A	请问您的机构如何管理伦理审查体系管理人员的培训	
3.1.6A	请问您的机构如何管理伦理委员会委员的培训	
3.1.6A	请问您的机构如何管理研究人员的培训	

审核意见

3.1.7 与受试者的沟通交流

部门	姓名	职务
伦理委员会办公室		

标准	访谈要点	记录
3.1.7A	请问您的机构如何受理、处理和回应受试者的诉求和意见	
3.1.7B	请问您的机构如何开展医学研究和伦理审查的宣传活动	

审核意见

3.1.8 资源管理

部门	姓名	职务
体系领导		

标准	访谈要点	记录
3.1.8A	请问您的机构如何审核伦理审查体系的资源配置	
3.1.8A	您的机构有没有某些管理职能（如合同管理，财务管理，利益冲突管理等）依赖于其他机构的服务？如有，如何确保该服务符合伦理审查体系要求（如适用）	
3.1.8B	请问您的机构如何管理协作伦理审查（如适用）	
3.1.8B	请问您的机构如何管理委托伦理审查（如适用）	

审核意见

3.1.9 质量管理

部门	姓名	职务
质量管理部门		
内审员		
体系领导		

标准	访谈要点	记录
3.1.9A	请问您的机构如何进行伦理审查体系的内部审核	
3.1.9B	请问您的机构如何进行伦理审查体系的管理评审	
3.1.9C	请问您的机构如何回应研究人员对伦理审查体系问题（包括伦理审查程序）的建议	
3.1.9D	请问您的机构如何纠正违反伦理准则的研究行为	

审核意见

3.2 伦理委员会的组织管理

部门	姓名	职务
体系领导		
伦理委员会办公室		

标准	访谈要点	记录
3.2A	请问您的机构如何组建、换届伦理委员会	
3.2B	请问您的机构如何对伦理委员会主任委员、委员、秘书进行履职能力的考核	
3.2B	请问您的机构如何评估与调整伦理委员会的委员与组成，以保证伦理委员会能够胜任伦理审查的职责	
3.2D	请问您的机构如何保证伦理委员会审查的独立性	
3.2E	请问您的机构如何管理委员的利益冲突	
3.2E	请问您的机构如何管理独立顾问的利益冲突	

审核意见

认证机构文件编号：AF/DE-01.2/03.0

现场审核工作表 · 访谈：伦理委员会

审核事项	访谈伦理委员会的委员
审核员	
审核日期	年　　月　　日

部门	姓名	职务/类别
伦理委员会		主任委员
伦理委员会		医药背景
伦理委员会		医药背景
伦理委员会		法律背景
伦理委员会		其他背景

4.1 审查

标准	访谈要点	记录
4.1A	请问研究的科学价值和社会价值的审查要点	
4.1B	请问受试者的风险最小化的审查要点	
4.1B	请问权衡受试者的风险与获益合理性的审查要点	
4.1B	请问受试者保护所需资源的审查要点	
4.1C	请问数据安全监察计划的审查要点	
4.1C	请问年度/定期审查频率的审查要点	
4.1C	请问跟踪审查重点关注的事项和审查要点	
4.1C	请问研究项目超过同意研究有效期限的审查要点	
4.1D	请问公平的准则，以及公平选择受试人群应当基于哪些考虑	
4.1D	请问招募广告的审查要点	
4.1D	请问给予受试者补偿安排的审查要点	
4.1E	请问获取知情同意过程的计划安排的审查要点	
4.1E	请问知情同意文件提供的信息的审查要点	
4.1E	请问适当的文件证明知情同意的审查要点	
4.1E	请问受试者或其监护人无阅读能力，获取知情同意的审查要点	
4.1E	请问研究过程出现可能影响受试者继续参与研究意愿的新信息的审查要点	
4.1E	请问变更或豁免知情同意的审查要点	
4.1F	请问受试者的隐私保护的审查要点	
4.1G	请问可识别身份数据的机密性保护的审查要点	

4.1H	请问涉及弱势人群研究的附加保护的审查要点	
4.1H	请问涉及无知情同意能力成人研究的附加保护的审查要点	
4.1H	请问涉及儿童和青少年研究的附加保护的审查要点	
4.1H	请问涉及孕妇和哺乳妇女研究的附加保护的审查要点	
4.1H	请问紧急情况下许多患者将没有能力给予同意的研究，如果监护人不在场，是否可以豁免知情同意	

4.2 决定

标准	访谈要点	记录
4.2A	请问审查会议讨论的要求，表决的要求	
4.2B	请问伦理审查同意研究的标准	
4.2B	请问伦理审查决定选项"同意"的定义	
4.2B	请问伦理审查决定选项"不同意"的定义	
4.2B	请问暂停或终止已同意研究的决定，伦理审查的要点	

• 其他

标准	访谈要点	记录
3.2D	作为委员，如果伦理审查受到不当影响，您知晓如何报告吗	

审核意见

认证机构文件编号：AF/DE-01.3/03.0

现场审核工作表 · 访谈：伦理委员会办公室

审核事项	访谈伦理委员会办公室的人员
审核员	
审核日期	年　月　日

部门	姓名	职务
伦理委员会办公室		办公室主任
伦理委员会办公室		秘书
伦理委员会办公室		秘书

5.1 审查事务管理

标准	访谈要点	记录
5.1A	请问伦理审查各送审类别的定义	
5.1B	请问快速审查的适用范围	
5.1C	请问选择主审委员的规则	
5.1D	请问聘请独立顾问的程序和要求	
5.1E	请问如何保证委员的审查能够获得足够的信息	
5.1E	请问如何保证会议符合法定人数	
5.1F	决定文件传达对象有哪些	
5.1F	请问研究者有疑问时，您是如何向研究者解释伦理审查意见的	

5.2 文件与信息管理

标准	访谈要点	记录
5.2B	请问您是如何做会议记录的	
5.2C	请问如何管理年度/定期审查信息、同意研究文件有效期信息、待提交复审项目信息	

- 其他

标准	访谈要点	记录
3.2D	如果伦理审查工作受到不当影响，您知晓如何报告吗	

审核意见

认证机构文件编号：AF/DE-01.4/03.0

现场审核工作表 · 访谈：研究者和研究人员

审核事项	访谈研究者和研究人员
审核员	
审核日期	年　　月　　日

部门	姓名	职务
		研究者
		研究者
		研究者
		研究者

6.1 遵循伦理原则

标准	访谈要点	记录
6.1A	请问伦理审查体系的监管要求	
6.1B	请问研究项目的哪些利益冲突应当声明，如何声明	
6.1C	请问根据什么原则判断一项研究设计良好	
6.1D	请问如何确定具备保护受试者所需的资源	
6.1E	请问如何以公平的方式招募受试者	
6.1F	请问如何获取受试者或其监护人的知情同意	
6.1G	请问如何关注和回应受试者的诉求	

6.2 规范实施研究

标准	访谈要点	记录
6.2A	请问负责医学判断和临床决策的人员需要具有什么资格	
6.2B	请问研究者如何授权研究人员，并对研究保持适当的监管	
6.2C	请问如何遵循法规和方案开展研究	
6.2D	请问研究过程中应当依法提交哪些报告	

• 其他

标准	访谈要点	记录
3.1.9C	您如果有对伦理审查体系的问题（包括伦理审查程序）和建议，知晓向谁提出吗	

审核意见

认证机构文件编号：AF/DE-01.5/03.0

现场审核工作表 · 查验：组织机构

审核事项	查验组织机构的管理记录
审核员	
审核日期	年　　月　　日

3.1 伦理审查体系的组织管理

3.1.1 体系管理

标准	访谈要点	记录
3.1.1C	伦理审查体系的管理制度、指南和操作程序分发记录	

审核意见

3.1.2 研究项目管理

标准	查验要点	记录
3.1.2A	通过"判断一项活动是否属于涉及人的生物医学研究"的记录，查验判断结果是否正确	
3.1.2A	科技管理部门和药物临床试验机构知晓伦理审查意见的记录	
3.1.2B	前置科学审查的结果告知伦理委员会的书面文件（如适用）	
3.1.2C	实地查验试验用药物和试验用医疗器械的管理	

审核意见

3.1.3 利益冲突管理

标准	查验要点	记录
3.1.3A	组织机构经济利益冲突的管理记录，例如，接受申办者捐赠的协议，关键的组织领导经济利益冲突的报告（如有）	
3.1.3B	研究者和研究人员经济利益冲突的管理记录，例如声明，如果声明有利益冲突的审核处理记录	

审核意见

3.1.4 合同管理

标准	查验要点	记录
3.1.4F	药物/医疗器械临床试验合同的审计记录: 受试者保护的责任条款	

审核意见

3.1.5 经费管理

标准	查验要点	记录
3.1.5B	查验用于列支受试者的研究相关损害的医疗费用和补偿的研究风险基金或其他预算科目	

审核意见

3.1.6 培训管理

标准	查验要点	记录
3.1.6A	伦理审查体系管理人员的培训计划和培训记录	
3.1.6A	伦理委员会委员的培训计划和培训记录	
3.1.6A	研究人员的培训计划和培训记录	

审核意见

3.1.7 与受试者的沟通交流

标准	查验要点	记录
3.1.7A	伦理委员会办公室受理和处理受试者诉求和意见的记录	
3.1.7B	组织机构网站，公开：伦理审查所遵循的法律、法规、政策和指南。伦理审查体系的监管范围。研究利益冲突的管理政策。伦理委员会章程，审查程序，同意研究的标准。组织机构获得的研究成果	
3.1.7B	开展医学研究和伦理审查宣传活动的其他记录（如有）	

审核意见

3.1.8 资源管理

标准	查验要点	记录
3.1.8A	查验受审核方的资源配置能否满足伦理审查体系运行的合规性，例如伦理审查活动，利益冲突管理，培训活动，试验用药物和试验用医疗器械的管理，质量改进计划的资源配置	
3.1.8A	依赖其他机构某些管理职能服务（如合同管理，财务管理，利益冲突管理等），保证该服务符合伦理审查体系要求的协议或其他记录（如适用）	
3.1.8B	协作伦理审查分工的协议（如适用）	
3.1.8B	委托伦理审查责任的协议（如适用）	

审核意见

3.1.9 质量管理

标准	查验要点	记录
3.1.9A	内部审核的记录，例如，内审工作表，内审报告，对改进报告的验证记录	
3.1.9B	管理评审的记录	
3.1.9C	回应研究人员对伦理审查体系问题（包括伦理审查程序）的建议的记录（如有）	
3.1.9D	组织机构行政管理纠正违反伦理准则的研究行为的记录（如有）	

审核意见

3.2 伦理委员会的组织管理

标准	查验要点	记录
3.2A	最新的伦理委员会委员任命文件与备案记录：合规性	
3.2A	聘任主任委员、委员、替补委员、秘书时，书面告知其岗位职责	
3.2A	组织机构网站，公开伦理委员会的组织信息，包括委员名册，伦理委员会办公室的联系方式	
3.2B	伦理委员会主任委员、委员、秘书履职能力考核的记录	
3.2C	负责研究业务和筹集研究资金的领导，没有担任伦理委员会委员，也没有参与伦理委员会办公室的日常管理	
3.2C	负责商业利益的高级管理人员，没有担任伦理委员会委员，也没有参与伦理委员会办公室的日常管理（如适用）	

审核意见

认证机构文件编号：AF/DE-01.6/03.0

现场审核工作表 · 查验：观摩伦理审查会议

审核事项	观摩伦理审查会议
审核员	
审核日期	年　　月　　日

会议审查项目名称	

4.1 审查

审核员根据观摩的审查项目送审文件，审查会议的讨论和决定，评估伦理委员会的审查是否符合同意研究的标准

标准	查验要点	记录
4.1A	研究具有科学价值和社会价值	
4.1B	受试者的风险最小化	
4.1B	受试者的风险与他们参加研究的预期获益（如有）以及可以合理预期产生的知识的重要性相比是合理的	
4.1C	在适当的情况下，研究有合适的数据安全监查计划	
4.1D	基于对研究目的，进行研究的环境，涉及弱势群体研究的特殊问题，选择标准和招募程序（招募广告，补偿和支付计划）的考虑，确认受试者的选择是公平的	
4.1E	将征求每位潜在受试者或其监护人的知情同意，确认获取知情同意过程的计划安排和知情同意文件提供的信息符合规范要求，并有适当的文件证明知情同意	
4.1F	在适当的情况下，研究有合适的规定以保护受试者的隐私	
4.1G	在适当的情况下，研究有合适的规定以维护数据的机密性	
4.1H	当部分或所有受试者可能容易受到胁迫或不当影响时，研究包括附加的保护措施，以保护这些受试者的权益和安全	

4.2 决定

标准	查验要点	记录
4.2A	讨论：所有的不同意见都在会上发表，形成明确的审查意见	
4.2A	提请表决：会议主持者概括讨论所形成的明确的审查意见后提请表决	
4.2A	表决：只有参加讨论的委员才能表决，表决符合法定人数，按多数意见做出决定，当场公布表决结果	

- 其他

3.2E	要求委员声明利益冲突	

审核意见

认证机构文件编号：AF/DE-01.7/03.0

现场审核工作表 · 查验：伦理委员会办公室

审核事项	查验伦理委员会办公室的管理记录
审核员	
审核日期	年　　月　　日

5.1 审查事务管理

标准	查验要点	记录
5.1A	研究者能够方便地获得送审文件清单，以及所需填写的送审表格	
5.1A	研究者能够获得知情同意书的设计模板	
5.1C	选择主审委员的人员可以方便地查询委员的资格和履历信息，以帮助选择胜任的主审委员	
5.1D	选择独立顾问的人员可以方便地查询专家的资格和背景信息，以帮助选择合适的独立顾问	
5.1E	例行审查会议时间表：体现审查的及时性	
5.1E	会议日程：每项审查安排有足够的时间	
5.1E	视频会议的软件能够支持会议的审查提问、讨论和表决	

5.2 文件与信息管理

标准	查验要点	记录
5.2A	文档与信息管理：分类管理，标识清晰，存放有序，安全保密，保存时间符合要求	
5.2A	伦理委员会制度、指南和标准操作规程的分发记录	
5.2A	委员文档：完整	
5.2A	独立顾问文档：包括专业资格或社会文化背景信息	
5.2C	年度/定期审查信息的管理记录	
5.2C	同意研究文件有效期信息的管理记录	
5.2C	待提交复审项目信息的管理有效性的管理记录	

审核意见

认证机构文件编号：AF/DE-01.8/03.0

现场审核工作表 · 查验：伦理审查项目

审核事项	查验伦理审查项目文档		
审核员			
审核日期	年	月	日

项目名称	

- 伦理委员会办公室

5.1 审查事务管理

标准	查验要点	记录
5.1A	送审文件：符合该审查类别的送审文件要求	
5.1B	审查方式：快速审查方式符合程序文件规定的适用范围	
5.1C	选择主审委员：具备该项目科学审查所需的专业知识，或其他专门知识（如社会文化，弱势受试人群，法律规定等）	
5.1C	主审工作表：主审委员记录了其审查考量的同意研究标准相关的所有伦理要点，证明选择的主审委员是胜任的	
5.1D	咨询工作表：独立顾问记录了其对所咨询问题的明确答复，证明选聘的独立顾问是合适的	
5.1E	会议表决：符合法定人数	
5.1F	决定文件的审查委员名单：与会议签到表和会议记录一致	
5.1F	决定文件的内容：与会议记录一致	
5.1F	决定文件：审查时限符合要求	

5.2 文件与信息管理

标准	查验要点	记录
5.2A	有序保存：按审查活动的先后顺序	
5.2A	完整保存：历次的送审文件，审查工作表，审查决定，以及沟通交流记录等	
5.2B	会议记录：记录规范	
5.2B	快速审查：记录规范	

- 其他

标准	查验要点	记录
3.2E	（审查工作表）主审委员的利益冲突声明的记录	
3.2E	（咨询工作表）独立顾问的利益冲突声明的记录	
3.2E	（会议记录）委员的利益冲突声明的记录	

- **伦理委员会审查能力的评估**

　　审核员根据审查项目的送审文件，审查工作表，会议记录和决定文件，评估伦理委员会做出的决定是否符合伦理审查同意研究的标准。

标准	查验要点	记录
4.1A	研究具有科学价值和社会价值	
4.1B	受试者的风险最小化	
4.1B	受试者的风险与他们参加研究的预期获益（如有）以及可以合理预期产生的知识的重要性相比是合理的	
4.1C	在适当的情况下，研究有合适的数据安全监查计划	
4.1D	基于对研究目的，进行研究的环境，涉及弱势群体研究的特殊问题，选择标准和招募程序的考虑，确认受试者的选择是公平的	
4.1E	将征求每位潜在受试者或其监护人的知情同意，确认获取知情同意过程的计划安排和知情同意文件提供的信息符合规范要求，并有适当的文件证明知情同意	
4.1F	在适当的情况下，研究有合适的规定以保护受试者的隐私	
4.1G	在适当的情况下，研究有合适的规定以维护数据的机密性	
4.1H	当部分或所有受试者可能容易受到胁迫或不当影响时，研究包括附加的保护措施，以保护这些受试者的权益和安全	

审核意见

第四部分　认证规则

涉及人的生物医学研究伦理审查体系认证规则

国家认证认可监督管理委员会备案号：HRPS/CR 01-2020

涉及人的生物医学研究伦理审查体系认证规则

1. 适用范围

1.1 本规则用于规范依据认证标准《涉及人的生物医学研究伦理审查体系要求》在中国境内开展的涉及人的生物医学研究伦理审查体系认证活动。

1.2 本规则依据《中华人民共和国认证认可条例》，结合国家认证认可监督管理委员会《质量管理体系认证规则》，对涉及人的生物医学研究伦理审查体系认证实施过程作出具体规定，明确认证机构对认证过程的管理责任，保证涉及人的生物医学研究伦理审查体系认证活动的规范有效。

1.3 本规则是认证机构在涉及人的生物医学研究伦理审查体系认证活动中的基本要求，相关机构在该项认证活动中应当遵守本规则。

2. 对认证机构的基本要求

2.1 机构资质

认证机构应当获得国家认监委批准、取得从事其他管理体系认证的资质。

2.2 认证能力、内部管理和工作体系

认证机构的认证能力、内部管理和工作体系符合 CNAS-CC01-2015《管理体系认证机构要求》。认证机构负责制定质量手册，程序文件，作业指导书和记录表格，依据认证标准、认证规则，进行涉及人的生物医学研究伦理审查体系的认证审核工作。

2.3 认证公正性管理

认证机构建立内部制约、监督和责任机制，实现培训（包括相关增值服务）、审核和作出认证决定等工作环节相互分开，符合认证公正性要求。

2.4 中国合格评定国家认可委员会认可

认证机构应努力获得中国合格评定国家认可委员会（CNAS）对认证机构的认可，以证明认证机构的认证能力、内部管理和工作体系符合 CNAS-CC01-2015《管理体系认证机构要求》。

2.5 利益冲突管理

认证机构不得将申请认证的组织（以下简称申请组织）是否获得认证与参与认证审核的审核员及其他人员的薪酬挂钩。

3. 对认证审核人员的基本要求

3.1 认证机构的认证审核员应当取得符合中国认证认可协会（CCAA）要求的审核员资格确认，与认证机构签署聘用合同，接受认证机构的考核与管理。

认证机构负责向 CCAA 提交审核员资格的年度确认或再确认的证明文件。

3.2 认证人员应当遵守与从业相关的法律法规，对认证审核活动及相关认证审核记录和认证审核报告的真实性承担相应的法律责任。

4. 初次认证程序

4.1 受理认证申请

4.1.1 认证机构应向申请组织至少公开以下信息：

- 可开展认证业务的范围，以及获得 CNAS 认可的情况。
- 本规则的完整内容。
- 认证证书样式。
- 对认证过程的申投诉规定。

4.1.2 认证机构应当要求申请组织至少提交以下资料：

- 认证申请书，包括申请认证的涉及人的生物医学研究伦理审查体系活动范围及活动情况的说明。
- 法律地位的证明文件的复印件。若涉及人的生物医学研究伦理审查体系覆盖多场所活动，应附每个场所的法律地位证明文件的复印件（适用时）。
- 涉及人的生物医学研究伦理审查体系覆盖的活动所涉及法律法规要求的行政许可证明、资质证书、强制性认证证书等的复印件。
- 涉及人的生物医学研究伦理审查体系的管理和程序文件。

4.1.3 认证机构应对申请组织提交的申请资料进行评审，根据申请认证的活动范围及场所、研究项目数和伦理审查项目数、完成审核所需时间和其他影响认证活动的因素，综合确定是否有能力受理认证申请。

在政府监管活动中发现重大问题，被取消药物临床试验机构资格的，或责令停止研究和/或伦理审查活动的申请组织，认证机构不应受理其认证申请。

4.1.4 对符合 4.1.2、4.1.3 要求的，认证机构可决定受理认证申请；对不符合上述要求的，认证机构应通知申请组织补充和完善，或者不受理认证申请。

4.1.5 签订认证合同

在实施认证审核前，认证机构应与申请组织签订具有法律效力的书面认证合同，合同应至少包含以下内容：

- 申请组织获得认证后持续有效运行涉及人的生物医学研究伦理审查体系的承诺。
- 申请组织对遵守认证认可相关法律法规，协助认证监管部门的监督检查，对有关事项的询问和调查如实提供相关材料和信息的承诺。
- 申请组织承诺获得认证后发生以下情况时，应及时向认证机构通报：
  - ◇ 客户及相关方对（获证方）涉及人的生物医学研究伦理审查体系有重大投诉。
  - ◇ 涉及人的生物医学研究和伦理审查活动被政府监管部门认定严重违法违规的事件。
  - ◇ 在涉及人的生物医学研究中发生受试者损害的质量安全事故。
  - ◇ 相关情况发生变更，包括：法律地位、组织状态或所有权变更；机构名称，注册地址或运营地址，分支机构/多场所的变更；法定代表人、最高管理者变更；涉及人的生物医学研究伦理审查体系组织管理层人员，伦理委员会组成人员，伦理委员会办公室人员的变更；涉及人的生物医学研究伦理审查体系覆盖的活动范围变更；涉及人的生物医学研究伦理审查体系和重要过程的重大变更，包括适用的法律法规，伦理审查体系文件的变更等。
  - ◇ 出现影响涉及人的生物医学研究伦理审查体系运行的其他重要情况。

- 申请组织承诺获得认证后正确使用认证证书、认证标志和有关信息,不利用涉及人的生物医学研究伦理审查体系认证证书和相关文字、符号误导公众认为其研究项目或伦理审查项目通过认证。
- 拟认证的涉及人的生物医学研究伦理审查体系覆盖的研究和审查的活动范围。
- 在认证审核实施过程及认证证书有效期内,认证机构和申请组织各自应当承担的责任、权利和义务。
- 认证服务的费用、付费方式及违约条款。

4.2 审核策划

4.2.1 审核时间

4.2.1.1 为确保认证审核的完整有效,认证机构应以附录 A 所规定的审核时间为基础,根据申请组织的场所数量和规模、涉及人的生物医学研究伦理审查体系覆盖的活动范围、技术复杂程度、伦理审查体系文件成熟度、质量安全风险程度、认证要求和涉及人的生物医学研究伦理审查体系覆盖范围内的项目数等情况,核算并拟定完成审核工作需要的时间。在特殊情况下,可以减少审核时间,但减少的时间不得超过附录 A 所规定的审核时间的 30%。

4.2.1.2 整个审核时间中,现场审核时间不应少于总审核时间的 80%。

4.2.2 审核组

4.2.2.1 认证机构应当根据涉及人的生物医学研究伦理审查体系覆盖的活动的专业技术领域,选择具备相关能力的审核员组成审核组,必要时可以选择技术专家参加审核组。审核组中的审核员承担审核任务和责任。

4.2.2.2 技术专家主要负责提供认证审核的技术支持,不作为审核员实施审核,不计入审核时间,其在审核过程中的活动由审核组中的审核员承担责任。

4.2.2.3 审核组可以有实习审核员,其要在审核员的指导下参与审核,不计入审核时间,不单独出具记录等审核文件,其在审核过程中的活动由审核组中的审核员承担责任。

4.2.3 审核计划

4.2.3.1 认证机构应为每次审核制定书面的审核计划(第一阶段审核不要求正式的审核计划)。审核计划至少包括以下内容:审核目的,审核准则,审核范围,现场审核的日期和场所,现场审核持续时间,审核组成员。审核组成员中的审核员应标明认证人员注册号(确认审核员不适用);技术专家应标明专业代码、工作单位及专业技术职称。

4.2.3.2 如果涉及人的生物医学研究伦理审查体系覆盖范围包括在多个场所进行研究和伦理审查活动,且这些场所都处于申请组织授权和控制下,认证机构可以在审核中对这些场所进行抽样,但应根据相关要求实施抽样以确保对所抽样本进行的审核对涉及人的生物医学研究伦理审查体系包含的所有场所具有代表性。如果不同场所的活动存在明显差异、或不同场所间存在可能对涉及人的生物医学研究伦理审查体系的质量管理有显著影响的区域性因素,则不能采用抽样审核的方法,应当逐一到各现场进行审核。

4.2.3.3 为使现场审核活动能够观察到涉及人的生物医学研究活动和伦理审查活动情况,现场审核应安排在认证范围覆盖的研究活动和伦理审查活动正常运行时进行。

4.2.3.4 在审核活动开始前,审核组应将审核计划交申请组织确认,遇特殊情况临时变更计划时,应及时将变更情况通知申请组织,并协商一致。

4.3 实施审核

4.3.1 审核组应当按照审核计划的安排完成审核工作。除不可预见的特殊情况外,审核过程中不得更换审核计划确定的审核员。

4.3.2 审核组应当会同申请组织按照程序顺序召开首、末次会议，申请组织的最高管理者以及与涉及人的生物医学研究伦理审查体系相关的职能部门负责人员应该参加会议。参会人员应签到，审核组应当保留首、末次会议签到表。申请组织要求时，审核组成员应向申请组织出示身份证明文件。

4.3.3 审核过程及环节

4.3.3.1 初次认证审核，分为第一、二阶段实施审核。

4.3.3.2 第一阶段审核应至少覆盖以下内容：

- 文件审核：确认申请组织涉及人的生物医学研究伦理审查体系的管理和程序文件符合认证标准的要求，确认符合适用的法律、法规、政策与指南。

- 实施评价：通过书面、语音、电子信息等方式与申请组织沟通交流，必要时进行现场评价，确认申请组织实际情况与涉及人的生物医学研究伦理审查体系文件描述的一致性，特别是伦理审查体系文件中描述的部门设置和职责与权限、研究和伦理审查过程等是否与申请组织的实际情况相一致。

- 审核申请组织理解和实施认证标准《涉及人的生物医学研究伦理审查体系要求》的情况，评价涉及人的生物医学研究伦理审查体系运行过程中是否实施了内部审核与管理评审，确认涉及人的生物医学研究伦理审查体系是否已运行并且超过 3 个月。

- 确认申请组织建立的涉及人的生物医学研究伦理审查体系覆盖的研究和伦理审查活动内容和范围，涉及人的生物医学研究伦理审查体系覆盖范围内的项目数、过程和场所，遵守适用的法律法规及强制性标准的情况。

- 结合涉及人的生物医学研究伦理审查体系覆盖的研究和伦理审查活动的特点，识别对质量目标的实现具有重要影响的关键点，并结合其他因素，科学确定重要审核点，其中包括体系各相关部门协作运行的情况，伦理审查送审的情况，伦理审查的情况和能力，获取知情同意的情况。

- 与申请组织讨论确定第二阶段审核安排。对涉及人的生物医学研究伦理审查体系的管理和程序文件不符合现场实际、相关体系运行尚未超过 3 个月或者无法证明超过 3 个月的，以及其他不具备二阶段审核条件的，不应实施二阶段审核。

4.3.3.3 涉及人的生物医学研究技术特征明显，伦理审查流程简单，一般通过对其提交文件和资料的审查可以达到第一阶段审核的目的和要求。必要时，经认证机构批准，第一阶段审核可以到受审核方的研究和伦理审查活动现场进行。

4.3.3.4 审核组应将第一阶段审核情况形成书面文件告知申请组织。对在第二阶段审核中可能被判定为不符合项的重要关键点，要及时提醒申请组织特别关注。

4.3.3.5 第二阶段审核应当在申请组织现场进行。重点是审核涉及人的生物医学研究伦理审查体系符合认证标准的要求和有效运行情况，应至少覆盖以下内容：

- 在第一阶段审核中识别的重要审核点的过程控制的有效性。

- 为实现质量方针而在相关职能、层次和过程上建立质量目标是否具体适用、可测量并得到沟通、监视。

- 对涉及人的生物医学研究伦理审查体系覆盖的研究和伦理审查过程和活动的管理及控制情况。

- 申请组织实际工作记录是否真实。对于审核发现的真实性存疑的证据应予以记录，并在做出审核结论及认证决定时予以考虑。

- 申请组织的内部审核和管理评审是否有效。

4.3.4 发生以下情况时，审核组应向认证机构报告，经认证机构同意后终止审核。

- 受审核方对审核活动不予配合，审核活动无法进行。
- 受审核方实际情况与申请材料有重大不一致。
- 其他导致审核程序无法完成的情况。

4.4 审核报告

4.4.1 审核组应对审核活动形成书面审核报告，由审核组组长签字。审核报告应准确、简明和清晰地描述审核活动的主要内容，至少包括以下内容：

- 申请组织的名称和地址。
- 申请组织活动范围和场所。
- 审核的类型、准则和目的。
- 审核组组长、审核组成员及其个人注册信息（确认审核员不适用）。
- 审核活动的实施日期和地点，包括固定现场和临时现场；对偏离审核计划情况的说明，包括对审核风险及影响审核结论的不确定性的客观陈述。
- 叙述从 **4.3** 条列明的程序及各项要求的审核工作情况，其中：对 **4.3.3.5** 条的各项审核要求应逐项描述或引用审核证据、审核发现和审核结论；对质量目标和过程及质量绩效实现情况进行评价。
- 识别出的不符合项。
- 审核组对是否通过认证的意见建议。

4.4.2 认证机构应保留用于证实审核报告中相关信息的证据。

4.4.3 认证机构应在作出认证决定后 30 个工作日内将审核报告提交申请组织，并保留签收或提交的证据。

4.4.4 对终止审核的项目，审核组应将已开展的工作情况形成报告，认证机构应将此报告及终止审核的原因提交给申请组织，并保留签收或提交的证据。

4.5 不符合项的纠正和纠正措施及其结果的验证

4.5.1 对审核中发现的不符合项，认证机构应要求申请组织分析原因，并提出纠正和纠正措施。对于严重不符合，应要求申请组织在最多不超过 6 个月期限内采取纠正和纠正措施。认证机构应对申请组织所采取的纠正和纠正措施及其结果的有效性进行验证。如果未能在第二阶段结束后 6 个月内验证对严重不符合实施的纠正和纠正措施，则应按 **4.6.5** 条处理，或者按照 **4.3.3.5** 条重新实施第二阶段审核。

4.6 认证决定

4.6.1 认证机构应该在对审核报告、不符合项的纠正和纠正措施及其结果进行综合评价基础上，作出认证决定。

4.6.2 认证决定人员应为认证机构管理控制下的人员，审核组成员不得参与对审核项目的认证决定。

4.6.3 认证机构在作出认证决定前应确认如下情形：

- 审核报告符合本规则第 **4.4** 条要求，审核组提供的审核报告及其他信息能够满足作出认证决定所需要的信息。
- 以下严重不符合项，认证机构已评审、接受并验证了纠正和纠正措施的有效性。

      ◇ 在持续改进涉及人的生物医学研究伦理审查体系的有效性方面存在缺陷,实现质量目标有重大疑问。

      ◇ 制定的质量目标不可测量、或测量方法不明确。

      ◇ 对实现质量目标具有重要影响的关键点的监视和测量未有效运行,或者对这些关键点的报告或评审记录不完整或无效。

      ◇ 其他严重不符合项,例如:应提交伦理初始审查、跟踪审查和复审的项目没有送审。没有获取受试者知情同意。批准免除知情同意不符合公认的伦理原则。

   • 认证机构对其他一般不符合项已评审,并接受了申请组织计划采取的纠正和纠正措施。

  4.6.4 在满足 **4.6.3** 条要求的基础上,认证机构有充分的客观证据证明申请组织满足下列要求的,评定该申请组织符合认证要求,向其颁发认证证书。

   • 申请组织的涉及人的生物医学研究伦理审查体系符合标准要求且运行有效。

   • 认证范围覆盖的研究和伦理审查活动符合相关法律法规要求。

   • 申请组织按照认证合同规定履行了相关义务。

  4.6.5 申请组织不能满足上述要求或者存在以下情况的,评定该申请组织不符合认证要求,以书面形式告知申请组织并说明其未通过认证的原因。

   • 受审核方的涉及人的生物医学研究伦理审查体系有重大缺陷,不符合认证标准《涉及人的生物医学研究伦理审查体系要求》。

   • 发现受审核方存在研究受试者保护的重大质量安全问题,或有其他与研究和伦理审查活动相关的严重违法违规行为。

  4.6.6 认证机构在颁发认证证书后,应当在 30 个工作日内按照规定的要求将认证结果相关信息报送国家认监委。

5. 监督审核程序

  5.1 认证机构应对持有其颁发的涉及人的生物医学研究伦理审查体系认证证书的组织(以下称获证组织)进行有效跟踪,监督获证组织持续运行涉及人的生物医学研究伦理审查体系并符合认证要求。

  5.2 为确保达到 5.1 条要求,认证机构应根据获证组织的研究和伦理审查活动的质量风险程度或其他特性,确定对获证组织的监督审核的频次。

  5.2.1 作为最低要求,初次认证后的第一次监督审核应在认证证书签发日起 12 个月内进行。此后,监督审核应至少每个日历年(应进行再认证的年份除外)进行一次,且两次监督审核的时间间隔不得超过 15 个月。

  5.2.2 超过期限而未能实施监督审核的,应按 7.2 或 7.3 条处理。

  5.2.3 获证组织发生研究受试者保护的重大质量安全事故受到政府监管部门行政处罚,或研究和伦理审查活动被政府监管部门认定严重违法违规的事件,自发出处罚或认定 30 日内,认证机构应对该获证组织实施监督审核。

  5.3 监督审核的时间,应不少于按 4.2.1 条计算审核时间人日数的 1/3。

  5.4 监督审核的审核组,应符合 4.2.2 条和 4.3.1 条的要求。

  5.5 监督审核应在获证组织现场进行,且应满足第 4.2.3.3 条确定的条件。由于获证组织的人员时间安排等原因,在每次监督审核时难以覆盖所有部门和项目的,在认证证书有效期内的监督审核需覆盖认证范围内的所有部门和项目。在满足国家认证认可监督管理委员会和中国认证认可协会相关法规指南要求的条件下，监督审核可以考虑采用远程审核的方式。

5.6 监督审核时至少应审核以下内容：

- 上次审核以来涉及人的生物医学研究伦理审查体系覆盖的活动及影响体系的重要变更，以及运行体系的资源是否有变更。
- 按 4.3.3.2 条要求已识别的重要审核点是否按涉及人的生物医学研究伦理审查体系的要求在正常和有效运行。
- 对上次审核中确定的不符合项采取的纠正和纠正措施是否继续有效。
- 涉及人的生物医学研究伦理审查体系覆盖的研究和伦理审查活动涉及法律法规规定的，是否持续符合相关规定。
- 质量目标及质量绩效是否达到涉及人的生物医学研究伦理审查体系确定值。如果没有达到，获证组织是否运行内审机制识别了原因、是否运行管理评审机制确定并实施了改进措施。
- 获证组织对认证标志的使用或对认证资格的引用是否符合《认证认可条例》及其他相关规定。
- 内部审核和管理评审是否规范和有效。
- 是否及时接受和处理投诉。
- 针对体系运行中发现的问题或投诉，及时制定并实施了有效的改进措施。

5.7 在监督审核中发现的不符合项，认证机构应要求获证组织分析原因，规定时限要求获证组织完成纠正和纠正措施并提供纠正和纠正措施有效性的证据。

认证机构应采用适宜的方式及时验证获证组织对不符合项进行处置的效果。

5.8 监督审核的审核报告，应按 5.6 条列明的审核要求逐项描述或引用审核证据、审核发现和审核结论。

5.9 认证机构根据监督审核报告及其他相关信息，作出继续保持或暂停、撤销认证证书的决定。

6. 再认证程序

6.1 认证证书期满前，若获证组织申请继续持有认证证书，认证机构应当实施再认证审核，并决定是否延续认证证书。

6.2 认证机构应按 4.2.2 条和 4.3.1 条要求组成审核组。按照 4.2.3 条要求并结合历次监督审核情况，制定再认证审核计划交审核组实施。

在涉及人的生物医学研究伦理审查体系及获证组织的内部和外部环境无重大变更时，再认证审核可省略第一阶段审核，但审核时间应不少于按 4.2.1 条计算人日数的 2/3。

6.3 对再认证审核中发现的严重不符合项，认证机构应规定时限要求获证组织实施纠正与纠正措施，并在原认证证书到期前完成对纠正与纠正措施的验证。

6.4 认证机构按照 4.6 条要求作出再认证决定。获证组织继续满足认证要求并履行认证合同义务的，向其换发认证证书。

6.5 如果在当前认证证书的终止日期前完成了再认证活动并决定换发认证证书，新认证证书的终止日期可以基于当前认证证书的终止日期。新认证证书上的颁证日期应不早于再认证决定日期。

如果在当前认证证书终止日期前,认证机构未能完成再认证审核或对严重不符合项实施的纠正和纠正措施未能进行验证,则不应予以再认证,也不应延长原认证证书的有效期。

在当前认证证书到期后,如果认证机构能够在 6 个月内完成未尽的再认证活动,则可以恢复认证,否则应至少进行一次第二阶段审核才能恢复认证。认证证书的生效日期应不早于再认证决定日期,终止日期应基于上一个认证周期。

7. 暂停或撤销认证证书

7.1 认证机构应制定暂停、撤销认证证书或缩小认证范围的规定和文件化的管理制度,规定和管理制度应满足本规则相关要求。认证机构对认证证书的暂停和撤销处理应符合其管理制度,不得随意暂停或撤销认证证书。

7.2 暂停证书

7.2.1 获证组织有以下情形之一的,认证机构应在调查核实后的 5 个工作日内暂停其认证证书。

- 涉及人的生物医学研究伦理审查体系持续或严重不满足认证要求,包括对涉及人的生物医学研究伦理审查体系运行有效性要求的。
- 不承担、履行认证合同约定的责任和义务的。
- 被政府有关执法监管部门责令停业整顿的。
- 持有的与涉及人的生物医学研究伦理审查体系范围有关的行政许可证明、资质证书、强制性认证证书等过期失效,重新提交的申请已被受理但尚未换证的。
- 主动请求暂停的。
- 其他应当暂停认证证书的。

7.2.2 认证证书暂停期不得超过 6 个月。但属于 7.2.1 有关的行政许可证明、资质证书、强制性认证证书等过期失效情形的暂停期,可至相关单位作出许可决定之日。

7.2.3 认证机构应以适当方式公开暂停认证证书的信息,明确暂停的起始日期和暂停期限,并声明在暂停期间获证组织不得以任何方式使用认证证书、认证标识或引用认证信息。

7.3 撤销证书

7.3.1 获证组织有以下情形之一的,认证机构应在获得相关信息并调查核实后 5 个工作日内撤销其认证证书。

- 被注销或撤销法律地位证明文件的。
- 在政府监管活动中发现重大问题,被取消药物临床试验机构资格的,或责令停止研究和/或伦理审查活动的。
- 拒绝配合认证监管部门实施的监督检查,或者对有关事项的询问和调查提供了虚假材料或信息的。
- 拒绝接受政府监管部门对研究或伦理审查活动进行的飞行检查、现场核查或抽查的。
- 出现研究受试者保护的重大质量安全事故,经政府监管部门确认是获证组织违规造成的。
- 有其他严重违反法律法规行为的。
- 暂停认证证书的期限已满但导致暂停的问题未得到解决或纠正的(包括持有的与涉及人的生物医学研究伦理审查体系范围有关的行政许可证明、资质证书、强制性认证证书等已经过期失效但申请未获批准)。

- 没有运行涉及人的生物医学研究伦理审查体系或者已不具备运行条件的。
- 不按相关规定正确引用和宣传获得的认证信息，造成严重影响或后果，或者认证机构已要求其纠正但超过 2 个月仍未纠正的。
- 其他应当撤销认证证书的。

7.3.2 撤销认证证书后，认证机构应及时收回撤销的认证证书。若无法收回，认证机构应及时在相关媒体和网站上公布或声明撤销决定。

7.4 认证机构暂停或撤销认证证书应当在其网站上公布相关信息，同时按规定程序和要求报国家认监委。

7.5 认证机构应采取有效措施避免各类无效的认证证书和认证标志被继续使用。

8. 认证证书要求

8.1 认证证书应至少包含以下信息：

- 获证组织名称、地址和统一社会信用代码（或组织机构代码）。该信息应与其法律地位证明文件的信息一致。
- 涉及人的生物医学研究伦理审查体系覆盖的研究和伦理审查活动的地址和业务范围。若认证的涉及人的生物医学研究伦理审查体系覆盖多场所，表述覆盖的相关场所的名称和地址信息。
- 涉及人的生物医学研究伦理审查体系符合认证标准《涉及人的生物医学研究伦理审查体系要求》的表述。
- 证书编号。
- 认证机构名称。
- 有效期的起止年月日。证书应注明："获证组织必须定期接受监督审核并经审核合格，此证书方继续有效"的提示信息。
- 相关的认可标识及认可注册号（适用时）。
- 证书查询方式。认证机构除公布认证证书在本机构网站上的查询方式外，还应当在证书上注明："本证书信息可在国家认证认可监督管理委员会官方网站（www.cnca.gov.cn）上查询"，以便于社会监督。

8.2 初次认证的认证证书有效期最长为 3 年。再认证的认证证书有效期不超过最近一次有效认证证书截止期再加 3 年。

8.3 认证机构应当建立证书信息披露制度。除向申请组织、认证监管部门等执法监管部门提供认证证书信息外，还应当根据社会相关方的请求向其提供证书信息，接受社会监督。

9. 与其他管理体系的结合审核

9.1 对涉及人的生物医学研究伦理审查体系和其他管理体系实施结合审核时，通用或共性要求应满足本规则要求，审核报告中应清晰地体现 4.4 条要求，并易于识别。

9.2 结合审核的审核时间人日数，不得少于多个单独体系所需审核时间之和的 80%。

10. 受理转换认证证书

10.1 认证机构应当履行社会责任，严禁以牟利为目的的受理不符合认证标准《涉及人的生物医学研究伦理审查体系要求》、不能有效执行涉及人的生物医学研究伦理审查体系的组织申请认证证书的转换。

10.2 认证机构受理组织申请转换为本机构的认证证书，应该详细了解申请转换的原因，必要时进行现场审核。

10.3 转换仅限于现行有效认证证书。被暂停或正在接受暂停、撤销处理的认证证书以及已失效的认证证书，不得接受转换申请。

10.4 被发证的认证机构撤销证书的，除非该组织进行彻底整改，导致暂停或撤销认证证书的情形已消除，否则不应受理其认证申请。

11. 受理组织的申诉

申请组织或获证组织对认证决定有异议时，认证机构应接受申诉并且及时进行处理，在60日内将处理结果形成书面通知送交申诉人。

书面通知应当告知申诉人，若认为认证机构未遵守认证相关法律法规或本规则并导致自身合法权益受到严重侵害的，可以直接向所在地认证监管部门或国家认监委投诉，也可以向相关认可机构投诉。

12. 认证记录的管理

12.1 认证机构应当建立认证记录保持制度，记录认证活动全过程并妥善保存。

12.2 记录应当真实准确以证实认证活动得到有效实施。记录资料应当使用中文，保存时间至少应当与认证证书有效期一致。

12.3 以电子文档方式保存记录的，应采用不可编辑的电子文档格式。

12.4 所有具有相关人员签字的书面记录，可以制作成电子文档保存使用，但是原件必须妥善保存，保存时间至少应当与认证证书有效期一致。

13. 其他

13.1 本规则内容提及认证标准《涉及人的生物医学研究伦理审查体系要求》时均指认证活动发生时该认证标准的有效版本。认证活动及认证证书中描述该认证标准号时，应采用当时有效版本的完整备案号。

13.2 本规则所提及的各类证明文件的复印件应是在原件上复印的，并经审核员签字确认与原件一致。

13.3 认证机构可开展涉及人的生物医学研究伦理审查体系及相关技术标准的宣贯培训，促使组织的全体员工正确理解和执行认证标准《涉及人的生物医学研究伦理审查体系要求》。

14. 附录：涉及人的生物医学研究伦理审查体系认证审核时间要求

项目数	审核时间（人天）：第1阶段＋第2阶段
1-50	5
51-100	6
101-200	7
201-300	8
301-450	9

451-600	10
601-800	11
801-1000	12
1001-1300	13
1301-1600	14
1601-2000	15
>2000	遵循上述递进规律

注：1. 项目数包括涉及人的生物医学研究项目数，以及伦理委员会的初始审查、跟踪审查和复审的项目数。

2. 组织正常工作期间（如轮班制组织）安排的审核时间可以计入有效的涉及人的生物医学研究伦理审查体系认证审核时间，但往返多审核场所之间所花费的时间不计入有效的涉及人的生物医学研究伦理审查体系认证审核时间。

15. 参考文献

- 中华人民共和国认证认可条例，2016 年
- 国家认证认可监督管理委员会：质量管理体系认证规则，2016 年
- 中国认证认可协会：认证机构远程审核指南（征求意见稿），2020 年